高等医学院校基础医学实验教学改革系列教材

病原生物免疫学实验教程

主　编　高劲松　吴高莉

副主编　李万峰　张　琼

编　者（以姓名汉语拼音为序）

戴文辉　高劲松　方　绘　侯建伟　符清明

李万峰　刘洪娜　刘西霞　裴瑞青　吴　潇

吴高莉　吴海军　张　琼

U0257354

北京大学医学出版社

BINGYUANSHENGWU MIANYIXUE SHIYAN JIAOCHENG

图书在版编目（CIP）数据

病原生物免疫学实验教程/高劲松，吴高莉主编. —北京：
北京大学医学出版社，2014.8（2016.8重印）
高等医学院校基础医学实验教学系列教材
ISBN 978-7-5659-0906-1

Ⅰ. ①病… Ⅱ. ①高… ②吴… Ⅲ. ①病原微生物—
实验—医学院校—教材②免疫学—实验—医学院校—教材
Ⅳ. ①R37-33②R392-33

中国版本图书馆CIP数据核字（2014）第163913号

病原生物免疫学实验教程

主　　编：高劲松　吴高莉
出版发行：北京大学医学出版社
地　　址：（100191）北京市海淀区学院路 38 号 北京大学医学部院内
电　　话：发行部：010-82802230；图书邮购：010-82802495
网　　址：http://www.pumpress.com.cn
E - mail：booksale@bjmu.edu.cn
印　　刷：中煤（北京）印务有限公司
经　　销：新华书店
责任编辑：张彩虹　　责任校对：张雨　　责任印制：罗德刚
开　　本：787mm×1092 mm　1/16　印张：11.75　字数：291 千字
版　　次：2014 年 8 月第 1 版　2016 年 8 月第 2 次印刷
书　　号：ISBN 978-7-5659-0906-1
定　　价：26.00 元

高等医学院校基础医学实验教学改革系列教材
编审委员会

序

随着我国医学教育改革的不断深入，医学教育的目标已向培养高素质、强能力、具有创新精神的综合型人才的目标转变。医学实验教学是医学人才培养的重要环节，国内各高校对实验教学内容、教学方法和手段、管理体制等进行了大量的改革和探索。教育部在全国开展医学院校专业认证评估，把实验教学改革再次推向新的高度。

在医学教育认证标准中（WFME 和 IIME），课程整合是其中一项重要的观察指标，实验课程融合和教学改革是其中的重要部分。为加强学生动手能力培养，强化学生创新思维训练，有效开展实验课程的融合，促进医学人才质量的提高，适应医学专业认证评估的需要，长沙医学院开展了基础医学实验教学改革的探索，并组织编写了本系列教材。

本系列教材的编写，综合了"本科医学教育国际标准"和"全球医学教育最低基本要求"两个国际医学教育标准，更加注重学生能力培养的个性化教学需求，注重创新思维和创新精神的培养，注重基础与基础、基础与临床的知识融合及知识运用能力的培养。

首先，对基础医学课程实验教学内容进行优化整合，形成形态学实验、机能学实验、生物化学与分子生物学实验、病原生物免疫学实验、化学实验等实验教学。

其次，实验项目按照"基础性实验""综合性实验""设计创新性实验"三大模块编写，精简了基础性实验和重复的实验项目，增加了"三性"实验项目，联系后续课程内容及临床，重点突出知识点的横向与纵向联系。

同时，融合最新的科研成果，将其转化为不同课程之间的综合性、创新性实验项目，有助于全面提升医学专业人才培养质量。

本次出版的基础医学实验教学改革系列教材是长沙医学院教育教学改革成果的重要组成部分，我们期盼着这些成果能够成为医学人才培养质量迈上新台阶的标志。

欢迎兄弟院校专家学者雅正指导！

何桃生
2014年6月15日

前　言

　　培养学生掌握病原生物学与免疫学研究的基本技能，提高科学素质及创新意识是对现代病原生物学与免疫学实验教学提出的要求。根据《教育部关于开展高等学校实验教学示范中心建设和评审工作的通知》（教高〔2005〕8号）精神，为使实验教学独立成为不依赖于理论教学的体系，将教学改革和科研成果融入实验教学中，有利于培养实践能力和创新精神强的创新型医学人才，长沙医学院基础医学院组织编写了有创新和改革，符合国家实验教学示范中心要求的高等医学院校基础医学实验教学改革系列教材，《病原生物免疫学实验教程》即为该系列教材之一。

　　随着长沙医学院实验教学体系的改革，将医学微生物学实验、医学寄生虫学实验和医学免疫学实验整合为病原生物免疫学实验。为有利于教学，将原《医学微生物学实验指导》、《医学寄生虫学实验指导》和《医学免疫学实验指导》三本实验教材内容整合为《病原生物免疫学实验教程》一本教材，对内容的编排也进行了较大调整。随着医学实验教学的改革，各医学院校都根据各自实验教学改革的特点，编写了相应的实验教材，故本实验教材主要是根据长沙医学院实验教学改革的体系和内容而编写。

　　本实验教材定位于本科实验教学，适合以五年制临床医学专业为主，兼顾预防、口腔、影像、药学、检验、护理等专业本、专科病原生物学与免疫学实验教学的需要。各专业可按照培养特点和要求，通过对不同板块的必选实验项目和自选实验项目相结合选修实验课程。

　　本实验教材内容结合长沙医学院教学改革和科研的实际，融入中南片区多个医学院校的相关科研成果，体现实用性和创新性。实验项目分以下三部分：

　　1. 基础性实验　为验证病原生物学与免疫学理论，加深学生感性认识的经典实验。

　　2. 综合性实验　为融合病原生物学与免疫学实验技术而设计的与临床实践密切结合的实验。

　　3. 设计创新性实验　结合长沙医学院近年开展的学生创新实验，为学生提供的一些与创新实验相关的项目，有利于学生在教师指导下，按照临床实践，根据所学的病原生物学与免疫学知识自行设计实验。

　　本实验教材的编写宗旨是使学生掌握病原生物学与免疫学的基本方法与基本操作技术；强化实验室生物安全意识，掌握无菌操作技术；加深学生对病原生物学与免疫学基本理论的理解与认识；培养学生独立操作、独立观察和思考、独立分析和解决实际问题的能力；增强学生的科技创新能力；培养学生严谨的作风、科学的方法和严肃认真的工作态度。

将实验教学独立成为不依赖于理论教学的体系是实验教学改革的新模式，本实验教材的编写是适应这一新模式的尝试，有待在教学实践中检验和改进。随着病原生物学与免疫学学科的发展，新的实验技术不断涌现，也需要在应用中加以补充。我们希望本实验教材的出版和使用能促进实验教学改革的探索，限于我们的水平和经验，难免有疏漏之处，殷切期望同道们不吝惠教。

高劲松　吴高莉

2014 年 6 月 20 日

目　录

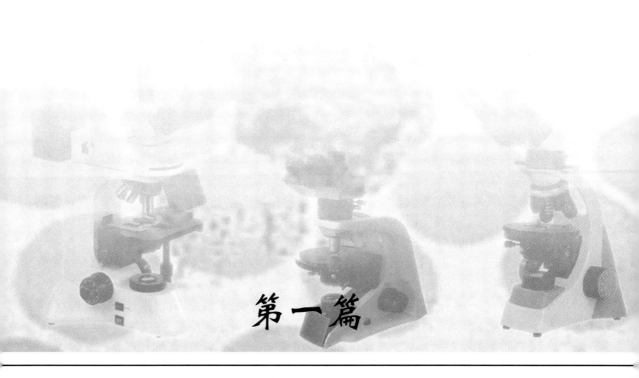

第一篇

基 础 知 识

学生实验总则

1. 学生进入实验室工作与学习之前，须认真阅读本总则及实验室其他规章制度，并严格遵守。

2. 实验前应认真进行预习，明确实验目的和要求，了解所做实验的原理、所用仪器和注意事项，掌握实验内容、方法和步骤，以便正确地进行实验操作。

3. 任何人不得私自挪用实验室的仪器设备、标本等。实验时除指定使用的仪器外，不得随意动用其他仪器。

4. 学生在实验时必须按编定的组别和指定的席位就座，不得任意调动。应遵守上课时间，不得无故迟到、早退、缺席。因故不能上实验课者，应向指导教师请假，所缺实验课应及时补上。无故不参加实验者作旷课处理。

5. 进入实验室或其他实验场地，必须着实验服，保持安静，严禁喧哗、吸烟、吃零食、随地吐痰和乱扔纸屑，不准做与实验无关的事。

6. 实验前检查、清理好所需的仪器、用具等。如有缺损，应及时向指导教师报告，不得自己任意挪用，不准擅自将任何实验器材、试剂、药品等带出实验室。

7. 实验时，服从教师指导，按规定和步骤进行实验，认真操作、细心观察，真实地记录各种实验数据，不允许抄袭他人数据，不得擅自离开操作岗位。

8. 注意安全与防护，严格遵守操作规程。爱护仪器设备，节约水、电、试剂和药品等。实验结束后，废液、废渣、废气、标本及含病菌的其他材料要按指定要求处置，不得随意丢弃。

9. 在实验过程中如仪器设备发生故障，应立即报告指导教师及时处理。凡违反操作规程或不听从指导而造成仪器设备损坏等事故者，必须写出书面检查，并按学校有关规定处理。

10. 实验结束后，学生应负责将仪器整理还原，桌面、凳子收拾整齐。由值日学生打扫卫生并协助教师收拾整理试剂及仪器，经指导教师审核测量数据和仪器还原情况并同意后方可离开实验室。

11. 应在指导教师规定时间内上交实验报告。

12. 开放性实验一般安排在非实验课时间，学生可以结合自己的兴趣爱好，选择合适的时间段进行开放性实验操作。

13. 对课外开放实验所需的仪器设备，须经指导教师签字同意后办理借用手续，实验结束后及时归还。归还时，经实验室人员认真检查后，方可离开。如发现损坏、遗失，按学校有关规定处理。消耗材料的领用按实验室规定办理手续。

第一章　常用实验器材的准备及仪器设备的使用

第一节　常用实验器材的准备

病原生物免疫学实验的各种器材在使用前后需要做相应的处理，否则易造成实验误差和实验环境的污染。用于病原生物免疫学实验的器材可分为玻璃器皿、橡胶类物品、金属器械、塑料及有机玻璃类器皿四大类。各种器皿的准备过程大致为清洗、干燥、包装、消毒灭菌四个步骤。

一、清洗

（一）玻璃器皿

病原生物学实验室内使用的玻璃器皿种类很多，如吸管、试管、烧瓶、培养皿、培养瓶、毛细吸管、载玻片、盖玻片、涂菌棒等，清洗后要求玻璃器皿透明干净，无油迹，不能残留任何有害物质及化学药品。

1. 新购入的玻璃器皿

新购入的玻璃器皿因常附有游离碱质，需先在 2% 盐酸溶液中浸泡数小时，以中和器皿上附着的游离碱质，然后用肥皂水或洗衣粉洗刷玻璃器皿的内外，再以清水反复冲洗数次，以除去遗留的酸质，最后用蒸馏水冲洗干净。

2. 使用过的玻璃器皿

凡被病原微生物污染的玻璃器皿，必须先进行严格的消毒灭菌。一般玻璃器皿可用 121.3℃，20～30 min 高压蒸汽灭菌；载玻片、盖玻片、吸管及滴管等可浸泡于 2% 甲酚皂溶液或 5% 苯酚溶液中 24 h，然后高压蒸汽灭菌。灭菌后的玻璃器皿先用肥皂水或洗衣粉洗刷，再浸泡于由重铬酸钾与浓硫酸配制的清洁液中 24 h，然后以清水反复冲洗数次，最后用蒸馏水冲洗干净。

（二）橡胶类物品

先用清水将橡胶类物品冲洗干净，然后用 2% 盐酸煮沸 15 min，再以清水反复冲洗数次，最后用蒸馏水冲洗干净。

（三）金属器械

新购置的金属器械上常涂有防锈油，应先用蘸有汽油的纱布擦去油脂，再用清水冲洗干净，最后用酒精棉球擦拭。使用过的金属器械应先以清水煮沸消毒，再用酒精棉球擦拭干净。

（四）塑料及有机玻璃类器皿

这类器皿通常为一次性商品，若需反复使用，其清洗方法是：使用后立即浸泡以防干涸，流水冲洗（不用刷洗），然后浸泡于 2% 氢氧化钠溶液中 24 h，以清水冲洗后再用 2% 盐酸浸泡 30 min，清水反复冲洗数次，最后用蒸馏水冲洗干净。

二、干燥

器皿可放在实验室通风处自然晾干；玻璃器械还可以放入烤箱中在 80～120℃加速烘干，待烤箱温度下降到 60℃以下时，再取出器皿。

三、包装

经清洗、干燥后的器皿必须在灭菌前进行包装，以避免使用前的再次污染。培养皿常用牛皮纸包裹；吸管和移液管首先在管口塞入棉花少许（不得过紧或过松），再用纸包裹后放入铝饭盒内灭菌。其他器皿如金属器械、涂菌棒、加塞的试管可直接装入铝饭盒内灭菌。

四、消毒灭菌

严格的消毒灭菌对微生物的分离培养至关重要。金属器械、玻璃器皿、橡胶类物品等耐高温、高压的器材，均可采用高压蒸汽法灭菌（121.3℃，20～30 min）。对于不耐高温、高压的器皿，可用消毒液浸泡或 ^{60}Co 照射消毒。灭菌后的器皿须在 1 周内使用完，过期应重新灭菌后使用。

第二节 常用仪器设备的使用

病原生物与免疫实验学是一门以实验为主体的学科，要开展学科的教学必须具备一些基本实验条件。实验室常规配备的仪器种类很多，下面仅就最常用的一些仪器和设备简要加以介绍，主要包括显微镜、移液器、离心机、灭菌与除菌设备、无菌操作设备、培养箱、低温贮存设备等。

一、显微镜

显微镜（microscope）是一种光学放大仪器，以显微原理进行分类，可分为光学显微镜（光镜）与电子显微镜（电镜）两大类。

光学显微镜通常是以光束作为光源，由机械部分、光源部分和光学部分组成，目前最大放大倍率约为 2000 倍。光学显微镜的种类较多，主要有明视野显微镜（普通光学显微镜）、暗视野显微镜、偏光显微镜、相差显微镜、微分干涉差显微镜、荧光显微镜、共聚焦激光扫描显微镜、倒置显微镜等。

电子显微镜则用电子束代替了光束，用电磁透镜代替了光学透镜，并使用荧光屏将肉眼不可见的电子束成像，目前其最大放大倍率可超过 300 万倍。电子显微镜的分辨本领虽已远胜于光学显微镜，但因其需在真空条件下工作，所以很难用于观察活的生物，而且电子束的照射也可能使生物样品受到辐射损伤，因此在使用上受到一定的局限。电子显微镜主要分为透射电子显微镜、扫描电子显微镜、反射电子显微镜和发射电子显微镜等。

目前实验室常规使用的主要是普通光学显微镜。

（一）普通光学显微镜

1. 基本结构

按镜筒数目，可将普通光学显微镜分为单筒、双筒、多筒显微镜；按光源不同，可分为反光镜光源与自带光源显微镜；按调节方式不同，可分为镜筒调节式、载物台调节式显微镜，但其基本结构均相似（图 1-1-1），通常包括机械部分、光源部分和光学部分。单筒反光载物台调节式显微镜因其具有造价较低，无需电源，使用简单，易于维修，携带方便等优点，目前使用较为普及。现以此为例进行介绍。

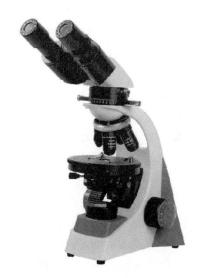

图 1-1-1　普通光学显微镜

（1）机械部分

镜筒：为显微镜上部圆形中空的长筒，筒口上端安装目镜，下端与物镜转换器相连。其作用是保护成像的光路与亮度。

1）转换器：固着在镜筒下端，分为两层，上层固着不动，下层可自由转动。转换器上有 2～4 个圆孔，用来安装不同倍数的低倍或高倍物镜。

2）粗准焦螺旋：为可以转动的旋钮，可通过升降载物台（通常位于镜柱）或升降镜筒（通常位于镜臂），达到调节焦距的作用。一般以载物台调节式多见。

3）细准焦螺旋：为较粗准焦螺旋小的旋钮，通常位于粗准焦螺旋内或附近，它的移动范围较粗准焦螺旋小，可以细调焦距。

4）镜座：是位于镜臂的下方、显微镜的底部，呈马蹄形的金属座，用以稳固和支持镜身。

5）镜柱：是从镜座向上直立的短柱，上连镜臂，下连镜座，可以支持镜臂和载物台。

6）倾斜关节：镜柱和镜臂交界处有一个能活动的关节，即为倾斜关节，它可以使显微镜在一定范围内后倾（一般倾斜不得超过 45°）而便于观察。但是在使用临时封片观察时，禁止使用倾斜关节，尤其是装片内含酸性试剂时严禁使用，以免污损镜体。

7）载物台：为从镜臂向前方伸出的金属平台，呈方形或圆形，是放置玻片标本的地方。其中央具有通光孔，在通光孔的左、右有一个弹性的金属压片夹，用来压住载玻片。载物台上通常具有推进器，它包括夹片夹和推进螺旋，除用以夹切片外，还可使切片在载物台上移动。

（2）光源部分　通常用日光或灯光为光源，其波长约为 0.5 μm。在最佳条件下，显微镜的最大分辨率为波长的一半，即 0.25 μm，而肉眼能看到的最小形象为 200 μm，故用油浸镜放大 1 000 倍，能将 0.25 μm 的微粒放大到 250 μm，肉眼可以看清。一般病原生物都大于 0.25 μm，故用普通光学显微镜均能看到。以下部件参与光源的调节：

1）反光镜：非自带光源的显微镜在镜座上面有一个一面平、另一面凹的双面圆镜，可做各种方向的翻转，光线较强时使用平面镜，反之使用凹面镜。

2）聚光器：由凹透镜组成，它可以集中反光镜投射来的光线。在镜柱前面有一个聚光器调节螺旋，它可以使聚光器升降，用以调节光线的强弱，下降时明亮度降低，上升时明亮度加强。

3）虹彩光圈：又称可变光阑，由多个金属片组成，位于聚光器下方，与聚光器连为一体，随聚光器的升降而升降。使用时移动其把柄，可控制聚光器透镜的通光范围，用以调节光的强度。虹彩光圈下常附有金属圈，其上装有滤光片，可调节光源的色调。

4）遮光器：简单的显微镜无聚光器和虹彩光圈，而装有遮光器。遮光器呈圆盘状，上面有大小不等的圆孔（光圈）。光圈对准通光孔，可以调节光线的强弱。

（3）光学部分

1）目镜：它是安装在镜筒上端的镜头，由一组透镜组成，它可以使物镜成倍地分辨、放大物像，例如 $5\times$、$10\times$、$15\times$、$20\times$。通常使用放大 10 倍（$10\times$）的目镜。

2）物镜：是决定显微镜质量的关键部件，安装在转换器的孔上，也由一组透镜组成，能够把物体清晰地放大。一般有 3 个放大倍数不同的物镜，即低倍物镜（$8\times$ 或 $10\times$）、高倍物镜（$40\times$ 或 $45\times$）和油浸物镜（$90\times$ 或 $100\times$）。根据需要可选择一个使用。

显微镜的放大倍数是目镜倍数乘以物镜倍数。例如，通过低倍目镜（$10\times$）和高倍物镜（$40\times$）观察标本时，其实际放大倍数为 $10\times40=400$ 倍。

2. 成像原理

显微镜的成像原理（放大原理）是：光线→反光镜→遮光器→通光孔→标本（一定要透明）→物镜（第一次放大成倒立实像）→镜筒→目镜（再放大成虚像）→眼。

3. 使用与维护

（1）低倍镜与高倍镜观察

1）安放显微镜：右手紧握镜臂，左手平托镜座，将显微镜轻放于实验台面，距离实验台边缘几厘米处，让目镜对着观察者。检查各部件状况，擦拭镜身、镜头后方可开始使用。

2）调光：旋转镜头转换器，使低倍镜头对准载物台上的通光孔。升高聚光器，先打开光源电源，再打开光圈。然后调节光量，使视野内的亮度达到明暗适宜。

3）安放标本片：将玻片标本放在载物台上的卡槽内，使有盖玻片的一面朝上，将被检材料移至通光孔下的聚光器透镜的中央，并用压片夹卡紧。

4）调焦和观察：转动粗准焦螺旋调节物镜与载物台的距离，从侧面注视，以两者间的距离为 5 mm 为度。然后自目镜观察，慢慢转动粗准焦螺旋，使载物台下降，直到基本看清标本物像，再轻轻转动细准焦螺旋，以得到清晰的物像。在低倍镜下看清目标后，可用高倍镜进一步仔细观察。将低倍镜下看到的目标移动至视野中央，转动镜头转换器，将高倍物镜转至工作位置，适当调节亮度后，只需微调细准焦螺旋，就能看到更清晰的物像。

（2）油镜观察 因细菌、原虫等病原生物体积小，必须使用显微镜油镜头，放大 1000 倍左右才能看见。但因油镜头小，进入的光线不足，加之光线穿过载玻片，进入油镜头前空气的折射作用，使光分散不能全部进入油镜头内，造成视野很暗，物像不清。但在载玻片上加入折光率与玻片（$n=1.52$）相近的香柏油（$n=1.515$）或液状石蜡（$n=1.48$）后，就将玻片与油镜头连接起来，光线基本不折射而全部进入油镜头内，便可获得足够的亮度和清晰的物像。操作如下：

1）保持载物台水平：勿将镜臂弯曲，以免镜油流散。

2）调光：先使用低倍镜对光，对光时应注意使对光效果达到最好，应将反光镜调节到凹面镜，将聚光器调节到最高处，将虹彩光圈的通光孔调到最大。

3）认清油镜头：油镜头上刻有 90×、100× 及 Oel 或 Oil 等字样，认清后转至工作位置。

4）加油：看清染色标本的涂膜面及部位后（可先在低倍镜下观察），移动标本片使待观察区域处于油镜头正下方，在待观察区域滴一小滴镜油（香柏油）。

5）调焦点：从侧面注视油镜头，轻轻转动粗准焦螺旋，使载物台缓慢上升，油镜头接触油滴后再稍稍使之浸入油滴中，达到几乎与标本片接触。注意勿用力过度，否则有压碎标本片和损坏油镜头的危险！然后自目镜观察，慢慢转动粗准焦螺旋，使载物台缓慢下降，待看到模糊物像时转动细准焦螺旋，直到视野中物像清晰识别为止。若镜头已离开油滴，仍未看清物像，则应重新依顺序进行调焦。

（3）显微镜的复原　显微镜使用完毕后，下降载物台，取下标本片。若使用了油镜，应立即用擦镜纸把油镜和玻片上的镜油擦拭干净，再用擦镜纸蘸少许二甲苯擦拭，然后用另一张干净擦镜纸拭去镜头和玻片上残留的二甲苯。关闭光圈，下降聚光器和载物台，并将镜头又开成"八"字，使每一个物镜都不对准通光孔，然后放回箱内。

4.注意事项

（1）取镜时，一定要一手握镜臂，一手托镜座，切勿单手斜提，以免碰坏显微镜或零部件脱落。

（2）显微镜不可放置在实验台边缘，以防碰翻落地。

（3）使用前要检查，如发现缺损，或使用时损坏，应立即报告指导教师。

（4）放置玻片标本时，应将有盖片的一面向上，否则使用高倍镜和油镜时将找不到物像，同时又易损坏玻片标本和镜头。临时制片要加盖片，由于含有水分，易于流动，镜台须平放。观察永久玻片标本时，倾斜关节不得超过 45°，因事离开座位时，必须将倾斜关节复原。

（5）不得随意取出目镜或拆卸零部件，以防灰尘落入或丢失、损坏等。

（6）使用显微镜时，应该养成正规操作的习惯，两眼睁开，两手并用，边观察，边记录和绘图等。

（7）注意维护显微镜清洁。机械部分如有灰尘、污物等可用绸布擦拭干净。光学和光源部分的镜面，只能用擦镜纸轻轻擦拭，切不可用手指、手帕和绸布等擦摸，以免磨损镜面。

（二）暗视野显微镜

暗视野显微镜（图 1-1-2）的原理是将光学显微镜上的明视野聚光器换成特制的暗视野聚光器，使反光镜反射过来的光线不能进入镜筒，故背景视野变暗。光线只能从暗视野聚光器周围边缘斜射到菌体上，由于散射作用而使菌体发光，反射到物镜映入眼中。在暗视野中看到的物体映光发亮，易于观察不染色活菌，故此法又称为暗视野映光法，常用于检查活细菌、螺旋体及其动力。

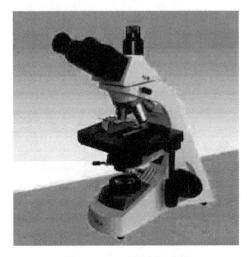

图 1-1-2　暗视野显微镜

（三）相差显微镜

在检查未染色标本时，由于细菌的折光性与周围环境的折光性相近，明暗对比不明显。用暗视野映光法只能看到发亮的菌体轮廓，看不清内部结构。相差显微镜（图1-1-3）能加强明暗对比，弥补上面两种镜检法的不足。相差显微镜是利用相差板的光栅作用，使光波穿过标本中密度不同的部位时，引起位相差异，并显示出光强度的明暗对比，使细菌中的某些部分结构比其他部分深暗，衬托出鲜明的对比。故相差显微镜主要用于检查不染色活细菌的形态及某些内部结构。

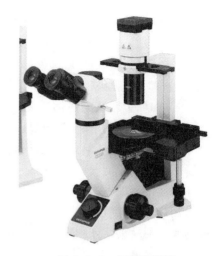

图 1-1-3　相差显微镜

（四）偏光显微镜

偏光显微镜（图1-1-4）是将普通光改变为偏振光，以鉴别某一物质是单折射性（各向同性）或双折射性（各向异性）。双折射性是晶体的基本特性。因此，偏光显微镜被广泛地应用在矿物、化学等领域，在生物学和植物学领域也有应用。

（五）荧光显微镜

荧光显微镜（图1-1-5）的主要特点是以紫外光或蓝紫光为光源，这是通过高压汞灯发射出来的。因其波长短，故比普通显微镜的分辨率高。细菌预先经荧光素染色后，置于荧光显微镜下，即可激发荧光，故可在暗色背景中，看到发射荧光的细菌。由于荧光素在菌体各种结构中溶解、吸附和化合情况不一，因此可发出不同色调和不同亮度的荧光。所以使用荧光素染色能观察细菌的不同构成部分。荧光素与特异性抗体结合后称为荧光抗体。利用荧光抗体可与相应抗原结合形成抗原-抗体复合物，在荧光显微镜下发出荧光，用于鉴别细菌、病毒等。

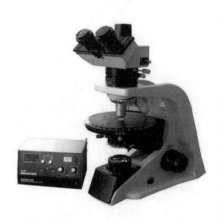

图 1-1-4　偏光显微镜

（六）共聚焦激光扫描显微镜

共聚焦激光扫描显微镜（confocal laser scanning microscope，CLSM）用激光做扫描光源，逐点、逐行、逐面快速扫描成像，扫描的激光与荧光收集共用一个物镜，物镜的焦点即扫描激光的聚焦点，也是瞬时成像的物点。由于激光束的波长较短，光束很细，所以共聚焦激光扫描显微镜有较高的分辨力，大约是普通光学显微镜的3倍。系统经一次调焦，扫描限制在样品的一个平面内。调焦深度不一样时，就可以获得样品不同深度层次的图像，这些

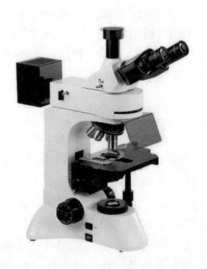

图 1-1-5　荧光显微镜

图像信息都储存于计算机内，通过计算机分析和模拟，就能显示细胞样品的立体结构。

（七）电子显微镜

1.透射电子显微镜

透射电子显微镜（transmission electron microscopy，TEM）也称投射式电子显微镜，因电子束穿透样品后，再用电子透镜成像放大而得名。它的光路与光学显微镜相仿，可以直接获得一个样本的电子衍射图像，其图像细节的对比度是由样品的原子对电子束的散射形成的。由于电子需要穿过样本，因此样本必须非常薄。透射电子显微镜可以用于观察细菌及病毒等的超微结构，还可用磷钨酸作负染色，或用金属喷涂投影，增加对比度，使图像具有立体感。

2.扫描电子显微镜

扫描电子显微镜（scanning electron microscope，SEM）的电子束不穿过样品，仅以电子束尽量聚焦在样本的一小块地方，然后一行一行地扫描样本，因此不需要很薄的样品。入射的电子导致样本表面被激发出次级电子，放在样品旁的闪烁晶体接收这些次级电子，通过放大后改变显像管荧光屏上的亮度。显像管的偏转线圈与样品表面上的电子束保持同步扫描，荧光屏就显示出样品表面的形貌图像。扫描电子显微镜可以更清楚地显示物体三维空间的立体形象，特别适于对细菌表面结构及附件的观察。

二、移液器

正确使用移液器是准确移液的基础，是一项需要重点掌握的实验室基本技能，对实验的成功至关重要。实验室常规使用的移液器主要包括滴管、移液管、微量进样器、微量移液器等。其中，微量移液器与传统移液器相比，具有操作简单快速、定量准确、误差小、重复性好、无需清洗、不易交叉污染等优点，因此成为实验室使用频率最高的仪器之一。

（一）微量移液器

微量移液器（micropipettor），简称移液器、移液枪，主要用于少量液体的定量量取，在生物、化学、医学等领域的相关实验中都已广泛使用。根据其能够同时安装的吸头的数量，可分为单通道移液器和多通道移液器；根据其刻度的可调节性，可分为固定式移液器和可调式移液器；根据其调节刻度的方式，可分为手动式移液器和精密电子（电动式）移液器；此外，还有特殊用途的移液器，如全消毒移液器、大容量移液器、瓶口分液器、连续注射移液器等。目前普通实验室最常使用的主要是单通道可调式手动微量移液器，以此为例进行介绍。

1.基本结构

微量移液器由移液器主体和可更换的移液器吸头组成。其主体上一般包括有卸吸头按钮、推动按钮、刻度调节按钮、刻度表等结构（图1-1-6）。

2.工作原理

微量移液器加样的物理学原理有两种：使用空气

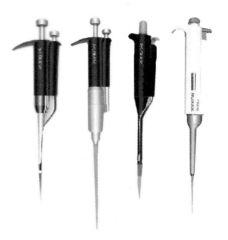

图 1-1-6　微量移液器

垫（又称活塞冲程）加样与使用无空气垫的活塞正移动（positive displacement）加样。

3. 使用方法

（1）选择移液器　移液器一般有 1000～5000 μl、100～1000 μl、10～200 μl、1～20 μl、0.1～2 μl 等多种规格，通常会标注于刻度表旁边。各种量程的移液器只能在各自量程范围内准确移取液体，使用时若超出最大或最小量程取液则会损坏移液器，因此在使用前应选择一支量程合适的移液器。

（2）设置移液量　有的移液器刻度调节旋钮在移液器主体的中部（如 Gilson Pipetman 移液器），有的移液器的推动按钮同时也是刻度调节旋钮（如 Finnipette 移液器）。通过旋转刻度调节旋钮可以设置量程。Gilson Pipetman 移液器刻度表由 3 个数字组成，自上而下读数表示的是容积的前三位数，由移液器的最大容积决定。例如移液器的最大容积为 20 μl，容积前三位数 "195" 则表示 19.5 μl。注意使用旋钮时不要超出刻度范围，否则会损坏移液器。

（3）安装吸头　选择合适的吸头，将移液枪垂直插入吸头，左、右旋转半圈，旋紧即可。应注意安装正确，使吸头套紧，否则移取的液体将少于设定体积，或者溶液会往下滴。

（4）吸取液体　手握移液器，拇指按下推动按钮，直到遇到一个阻力即到达第一止点位置，将移液管吸头垂直浸入液面 2～3 mm 深处，然后缓慢平稳地松开拇指，慢慢吸入液体。应注意不要有气泡。当推动按钮回到起始位置时，将吸头撤出液面。吸液完成后，应目测吸入吸头的液体体积是否合理。

（5）释放液体　将吸头头部靠在器壁上，呈 15°～20° 倾角，缓慢按下推动按钮，直到遇到第一个阻力点，停 1～2 s，继续按至终点，排出残余液体，松开按钮使之回到起始位置。

（6）退下吸头　按下卸吸头按钮，退下移液吸头。必要时更换吸头，以同样的操作吸取另一种液体。移液器必须退下吸头才能放在桌面上，以避免溶液在平放时倒流入移液杆，污染移液器。

4. 注意事项

（1）设定移液体积时，若是从大量程调节至小量程，则正常旋转调节旋钮即可；若是从小量程调节至大量程，则应先调至超过设定体积刻度，再回调至设定体积，这样可以保证移液器的精确度。

（2）装配移液吸头时，用移液器撞击吸头的方法是非常不可取的，长期这样操作会导致移液器的零件因撞击而松散，严重者会导致调节刻度的旋钮卡住。

（3）吸液时应尽量保持移液器竖直，吸头尖端浸入液面 3 mm 以下，吸液前吸头先在液体中预润洗。慢吸慢放，放液时如果量很小，则应将吸头尖端靠于容器内壁，将液体放于容器内壁上。

（4）吸取液体时一定要缓慢平稳地松开拇指，绝不允许突然松开，以防将溶液吸入过快而冲入取液器内，腐蚀柱塞而造成漏气。

（5）为获得较高的精度，吸头需预先吸取一次样品溶液，然后再正式移液，因为吸取血清蛋白质溶液或有机溶剂时，吸头内壁会残留一层 "液膜"，造成排液量偏小而产生误差。

（6）在每次实验后应将移液器刻度调至最大，让弹簧回复原型以延长移液器的使用寿命。

（7）严禁使用移液器吸取有强挥发性、强腐蚀性的液体（如浓酸、浓碱、有机物等）。

（8）严禁使用移液器吹打、混匀液体。

（9）吸取浓度和黏度大的液体时，会产生误差，为消除其误差的补偿量，可由实验确定，补偿量可用调节旋钮改变读数窗的读数来进行设定。

（10）可用分析天平称量所取纯水的重量并进行计算的方法，来校正取液器，1 ml 蒸馏水 20℃时重 0.9982 g。

（二）其他移液器

1. 移液管

移液管（图 1-1-7），也称为吸管，多为玻璃材质，主要有大肚吸管和刻度吸管两种。大肚吸管只有一条刻度线，无分度线，只能定量一种容积，因其带缓冲泡而得名。其精确度较高，相对误差 A 级为 0.7%～0.8%，B 级为 1.5%～1.6%，液体自标线流至口端（留有残液），A 级等待 15 s，B 级等待 3 s。刻度吸管管身为一粗细均匀的玻璃管，管身上均匀刻有表示容积的分度线，可进行多种规格的移液。其准确度低于大肚吸管，相对误差 A 级为 0.8%～0.2%，B 级为 1.6%～0.4%。移

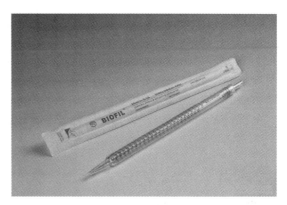

图 1-1-7　移液管

液管管身上的 A、B 字样代表量取的精确度。移液管管身有"快"字则为快流式，有"吹"字则为吹出式，无"吹"字的吸管不可将管尖的残留液吹出。吸、放溶液前应用吸水纸擦拭管尖。

移液管使用前应洗至内壁不挂水珠，1ml 以上的吸管用吸管专用刷刷洗，0.1 ml、0.2 ml 和 0.5 ml 的吸管可用洗涤剂浸泡，必要时可以用超声清洗器清洗。若有大量成批的吸管洗后冲洗，可使用冲洗桶，将吸管尖端向上置于桶内，用自来水多次冲洗后再用蒸馏水或无离子水冲洗干净。

移液管需配合洗耳球（也称吸耳球）或橡胶吸头使用，吸取液体时应注意缓慢平稳地松开，以防将溶液吸入过快而冲入洗耳球或橡胶吸头内。有时也在滴管内最上端塞入少量无菌棉花，使吸液更加平稳。在读数时，视线应与刻度管内液体的凹液面的最低处保持水平，再读出所取液体的体积数。否则，读数会偏高或偏低。

2. 微量进样器

微量进样器（图 1-1-8）常用作气相和液相色谱仪的进样器，以及电泳实验的加样器。其管身为玻璃材质，其上有分度线，针尖管为不锈钢材质，其形态与结构与注射器类似。通常可分为无存液（量程 10 µl 以下）和有存液（量程 10～100 µl）两种。无存液微量进样器的不锈钢芯子直接通到针尖端处，不会出现存液。有存液微量进样器的不锈钢针尖管部分是空管，进样器的柱塞不能到达，因而针尖管内会存有空气或液体。

不可使用微量进样器吸取浓碱溶液，以免腐蚀玻璃和不锈钢零件。因为有存液，所以吸液时要来回多拉几次，将针尖管内的气泡全部排尽。针尖管内孔极小，使用后尤其

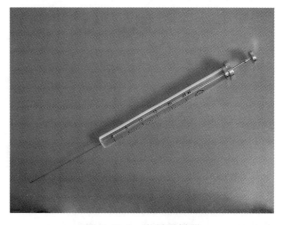

图 1-1-8　微量进样器

是吸取过蛋白质溶液后，必须立即清洗针尖管，防止堵塞。若遇针尖管堵塞，不可用火烧，只能用直径 0.1 mm 的不锈钢丝耐心穿通。进样器未润湿时不可来回干拉芯子，以免磨损而漏气。若进样器内发黑，有不锈钢氧化物，可用芯子蘸少量肥皂水，来回拉几次即可除之。

三、离心机

离心机（centrifuger）按应用领域可分为工业用离心机和实验用离心机。实验用离心机按用途又分为制备性离心机和分析性离心机。制备性离心机主要用于分离各种生物材料，分析性离心机主要用于研究纯生物大分子和颗粒的理化性质。常用的制备性离心机主要有三种：普通离心机、高速冷冻离心机和超速离心机。

病原生物实验室常规配备普通离心机，用于混合溶液的快速分离（如抗凝血液的梯度离心）、样品的浓缩与沉淀（如脑脊液标本中性粒细胞的沉淀）等常规操作。

（一）普通离心机

1.基本结构

普通离心机主要由动力装置（电动机、调速器）和容器室组成，容器室内的主要部件是转头和离心管（图 1-1-9）。

（1）转头　也称转盘，位于容器室内，固定在电动机上，具有离心管腔或离心套管，用于放置离心管。普通离心机的转头主要有以下 2 种：

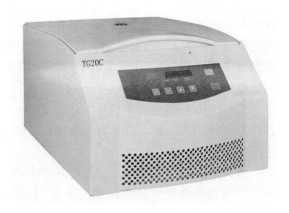

图 1-1-9　普通离心机

1）角式转头：是指离心管腔与转轴呈一定倾角的转头。它是由一块完整的金属制成的，其上有 4 ~ 12 个装离心管用的机制孔穴，即离心管腔，孔穴的中心轴与旋转轴之间的角度在 20° ~ 40°，角度越大，沉降越结实，分离效果越好。这种转头的优点是具有较大的容量，且重心低，运转平衡，寿命较长，颗粒在沉降时先沿离心力方向撞向离心管，然后再沿管壁滑向管底，因此管的一侧就会出现颗粒沉积，此现象称为"壁效应"。壁效应容易使沉降颗粒受突然变速所产生的对流扰乱，影响分离效果。

2）水平式转头：是由悬着的 4 或 6 个自由活动的吊桶（离心套管）构成。当转头静止时，吊桶垂直悬挂，当转头转速达到每分 200 ~ 800 转时，吊桶荡至水平位置，因此也称外摆式转头。这种转头最适合做密度梯度区带离心，其优点是梯度物质可放在保持垂直的离心管中，离心时被分离的样品带垂直于离心管纵轴，而不像角式转头中样品沉淀物的界面与离心管呈一定角度，因而有利于离心结束后由管内分层取出已分离的各样品带。其缺点是颗粒沉降距离长，离心所需时间也长。

（2）离心管　可放置于转头的离心管腔或离心套管内，容量为几毫升至几升，通常配置数个至数十个，主要用塑料和不锈钢制成。

1）塑料离心管：常用材料有聚乙烯（PE）、聚碳酸酯（PC）、聚丙烯（PP）等，其中 PP 管性能较好。塑料离心管的优点是透明（或半透明），硬度小，可用穿刺法取出梯度。缺点是易变形，抗有机溶剂腐蚀性差，使用寿命短。塑料离心管都有管盖，离心前管盖必须盖严，使倒置不漏液。管盖有三种作用：① 防止样品外泄，用于有放射性或强腐蚀性的样品时，这点尤其重要；② 防止样品挥发；③ 支持离心管，防止离心管变形。

2）不锈钢离心管：其特点为强度大，不变形，能抗热、抗冻、抗化学腐蚀，不过使用时也应避免接触强腐蚀性的化学药品，如强酸、强碱等。

2. 工作原理

普通离心机的工作原理主要是通过电机带动转头高速旋转，产生强大的离心力，加快液体中颗粒的沉降速度，把样品中不同沉降系数和浮力密度的物质分离开。离心后，离心管中的物质会按比重重新呈梯度分布。比重越大，离心后分布越靠近底部；比重越小，离心后越靠近上部。

普通离心机最大转速约 6000 r/min，其最大相对离心力因各机型离心半径（R）的不同而不同，一般不超过 6000 g。

3. 使用与维护

（1）将离心机置于平稳坚固的台面上，插好电源插头，打开电源开关。

（2）配平离心的对称重量后，对称放入离心机转盘内，并盖紧离心机容器室盖。每次离心都应重新配平。

（3）设置好转速、离心时间，按"启动"按钮开始离心。

（4）离心开始阶段，转速逐步提升，此时应注意离心机运行是否平稳，若有异常震动或异常声音，应马上停止离心，必要时可切断电源。

（5）离心过程中尽量不要打开容器室盖，不要用手触摸高速离心中的转盘。

（6）离心结束后，取出所有离心管，切断电源，并保持离心机内部的整洁。

（二）高速冷冻离心机

高速冷冻离心机的最大转速为 20 000 ~ 25 000 r/min，最大相对离心力为 89 000 g。最大容量可达 3 L，分离形式也是固液沉降分离。

高速冷冻离心机转头配有各种角式转头、荡平式转头、区带转头、垂直转头和大容量连续流动式转头。一般都有制冷系统，以消除高速旋转转头与空气之间摩擦而产生的热量。离心室的温度可以调节和维持在 0 ~ 4℃，转速、温度和时间都可以严格准确地控制，并有指针或数字显示。

高速冷冻离心机通常用于微生物菌体、细胞碎片、大细胞器和免疫沉淀物等的分离纯化工作，但不能有效地沉降病毒、小细胞器（如核糖体）或单个分子。

（三）超速离心机

超速离心机的转速通常大于 30 000 r/min，目前最高转速已超过 150 000 r/min，相对离心力最大可达 1 019 000 g（如贝克曼 Optima MAX–XP 2010），离心管平衡允许的误差要小于 0.1 g。离心容量由几十毫升至 2 L，分离形式是差速沉降分离和密度梯度区带分离。

超速离心机主要由驱动与速度控制、温度控制、真空系统及转头四部分组成。其驱动装置是由水冷或风冷电动机通过精密齿轮箱或皮带变速，或直接用变频感应电机驱动，并由微机进行控制。由于驱动轴的直径较细，因而在旋转时此细轴可有一定的弹性弯曲，以适应转头轻度的不平衡，而不至于引起震动或转轴损伤。除速度控制系统外，还有一个过速保护系统，以防止转速超过转头最大规定转速而引起转头的撕裂或爆炸。为此，离心腔用能承受此种爆炸的装甲钢板密闭。温度控制是由安装在转头下面的红外线射量感受器直接并连续监测离心腔的温度，以保证更准确、更灵敏地调控温度。这种红外线温控系统比高速离心机的热电偶控制装置更灵敏、更准确。超速离心机装有真空系统，这是它与高速离心机的主要区别。离心机的速度在 2000 r/min 以下时，空气与旋转转头之间的摩擦只产生少量的热，速度超过 20 000 r/min 时，由摩擦产生的热量显著增加，当速度在 40 000 r/min 以上时，由摩擦产生的热量就成为严重问题。为此，将离心腔密封，并由机械泵和扩散泵串联工作的真空泵系统抽成真空，温度的变化容易控制，摩擦力很小，这样才能达到所需的超高转速。

超速离心机能使过去仅在电子显微镜下观察到的亚细胞器得到分级分离，还可以分离病毒、核酸、蛋白质和多糖等。

四、灭菌与除菌设备

（一）电热恒温干燥箱

电热恒温干燥箱（图 1-1-10）又称电热鼓风干燥箱、烤箱，广泛用于机电、化工、塑料、轻工等行业及科研单位对各种产品进行烘焙、干燥、固化、热处理等。在医学领域主要用于耐高温而且需要干燥的物品如玻璃器材、金属器械等（手术器械及针头例外）的灭菌，即干热灭菌法。

1. 构造与工作原理

电热恒温干燥箱的结构与电热恒温培养箱类似，由箱体、鼓风机、发热器、温度控制器（与显示器）四部分组成。两者的主要区别是发热功率的大小。电热恒温培养箱的常用温度为 36～37℃，培养时间一般为 24～48 h；电热恒温干燥箱的常用温度为 160～180℃，时间一般为 2 h。因此电热恒温干燥箱的功率要求更高，常配备多组加热开关，根据需要使用一组或多组。其工作原理也与电热恒温培养箱类似。

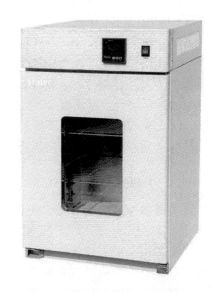

图 1-1-10　电热恒温干燥箱

2. 使用与维护

（1）待灭菌的物品包装好后，将其置烤箱内，关闭箱门通电。

（2）开启两组加热开关，再将控制仪表的按键设置为所需要的温度即可。指示灯亮，同时可开启鼓风机开关，使鼓风机工作。

（3）当温度升到所需的温度时，指示灯灭。刚达到设置温度时，可能会出现温度继续上升的现象，此乃余热的影响，此现象经半小时左右，温度会趋于稳定。在恒温过程中，借助箱内控温器自动控温，不用人工管理。温度上升至 160～180℃后，保持 2 h 即可达到灭菌效果。

（4）温度达到设定的温度并稳定后，可关闭 1 组加热开关，只留 1 组电热器工作，以免功率过大，影响恒温的灵敏度。

3. 注意事项

（1）待灭菌的玻璃器材必须充分干燥，否则耗电过多，灭菌时间长，且玻璃器材有破裂的危险。

（2）灭菌温度不要超过180℃，否则棉花及纸将会被烧焦。

（3）灭菌完成后必须待箱内温度下降至与外界温度接近时，方可打开箱门，否则冷空气突然进入，容易导致玻璃器材破裂，且有引起纸和棉花起火的危险。另外，箱内的热空气溢出，易导致操作者皮肤灼伤。

（4）箱内物品放置不宜过挤，否则会使灭菌效果下降，且易引起危险。

（二）高压蒸汽灭菌器

高压蒸汽灭菌法是实验室灭菌最常用的方法，属于湿热灭菌法。常用于一般培养基、生理盐水、手术敷料等耐高温、耐湿物品的灭菌，但不足以灭活朊粒。高压蒸汽灭菌器是微生物学实验必不可少的常用仪器，有立式、卧式、手提式之分。现仅对手提式高压蒸汽灭菌器进行简要介绍。

1.基本结构

高压蒸汽灭菌器（图1-1-11）有坚固的双层金属壁蒸锅和密闭的盖。盖上装有排气阀、安全阀，以调节灭菌器内蒸汽压力；有温度计及压力表，以指示灭菌器内部的温度和压力。灭菌器内装有带孔的金属搁板，用以放置待灭菌物品。

2.工作原理

加水于底部夹层锅内，加热煮沸，使产生的蒸汽密闭在容器内，不能向外扩散，因而蒸汽压力逐渐升高，温度也随之相应地升高，达到灭菌效果。最常用的灭菌温度为121.3℃，维持15～20 min。

3.使用与维护

（1）加水至锅内达规定水平面（一般与内层锅底放置位置的平面相平），将待灭菌物品放入内层锅内，

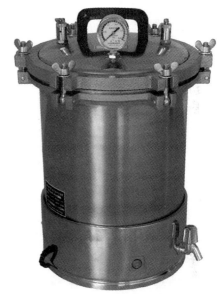

图1-1-11　高压蒸汽灭菌器

将锅盖上相对位置的旋钮逐对（切勿单个依次）拧上，然后逐对检查，直至拧紧，使锅盖确实均匀密闭。

（2）锅底部用热源（如电炉）加热，观察压力表，当压力升到0.05 MPa时，打开排气阀门，使锅内冷空气完全排出，待有大量蒸汽逸出（呈白色雾状气流，并发出哨音），压力表显示为"0"时，即可认为锅内冷空气已被排尽。

（3）关闭排气阀门，继续加热，灭菌器内压力又逐渐升高，直到压力表显示达到所需压力值（例如0.1 MPa）即开始计时，并调节热源使压力稳定，维持规定时间（例如20 min）。

（4）灭菌时间到达后，停止加热，待压力自行下降，或缓慢打开排气阀门的一部分，小量放气，当压力表指针恢复至"0"时，方可打开锅盖，取出灭菌物品。

4.注意事项

（1）定期检查压力表的性能是否正常，使用时检查排气活塞及安全阀门是否正常，以免发生危险。

（2）灭菌物品不应放置过挤，以免妨碍蒸汽流通，影响灭菌效果。

（3）灭菌开始时，必须将高压蒸汽灭菌器内冷空气完全排出，否则压力表上所示压力并非全部是蒸汽压力，从而使灭菌不彻底。

（4）灭菌过程中及灭菌完毕后，不可突然打开排气阀门放气减压，以免瓶内液体因压力突然减小而冲出外溢。

（5）为了确保灭菌效果，应定期检查灭菌效果。常用的方法是将硫黄粉末（熔点为115℃）或安息香酸（熔点为120℃）置于试管内，然后进行灭菌试验。如上述物质熔化，则说明高压蒸汽灭菌器内的温度已达要求，灭菌的效果是可靠的。也可将检测灭菌器效果的胶纸（其上有温度敏感指示剂）贴于待灭菌的物品外包装上，如胶纸上指示剂变色，也说明灭菌效果是可靠的。

（三）滤菌器

滤菌器主要用于除去空气、不耐热液体（如血清、腹水、溶液、某些药物等）中污染的细菌、真菌，一般不能除去病毒和支原体。

1.构造与工作原理

滤菌器由孔径极小且能阻挡细菌通过的薄膜、陶瓷、硅藻土、石棉或玻璃砂等制成，种类很多，常用的有下列几种：

（1）薄膜滤菌器　是目前最常用的滤菌器，由硝酸纤维素膜制成，滤膜孔径在 0.45 μm 以下，最小为 0.1 μm，大于孔径的颗粒（细菌、真菌等）不能通过。

（2）赛氏（Seitz）滤菌器　由三部分组成：上部为金属圆筒，用以盛装需要过滤除菌的液体；下部为金属托盘及漏斗，用以接受滤出的液体；上、下两部分中间放石棉制的滤板，滤板孔径大小可分三种：K 滤孔最大，供澄清液体之用，EK 滤孔较小，供滤过除菌，EK-S 滤孔更小，可阻止一部分较大的病毒通过。滤板依靠侧面附带的紧固螺旋拧紧固定。

（3）贝克菲滤菌器　用硅藻土加压制成的空心圆柱体，底部连接金属托盘，托盘中央有金属导管，金属导管插入橡胶塞，以便装在抽气瓶上，在圆柱体外有玻璃套筒，用以盛放被滤液体。根据滤孔孔径大小可分为三型：V 型，只除去大部分细菌；N 型，能除去所有细菌，但病毒能通过；W 型，能除去一部分大病毒。一般除菌使用 N 型。

（4）玻璃滤菌器　滤板采用细玻璃砂在高温下加压制成，孔径 0.15～250 μm 不等，分为 G1、G2、G3、G4、G5、G6 六种规格，后两种能阻挡细菌通过。

（5）HEPA 过滤器　即高效分子空气过滤器（high efficiency particulate air filter，HEPA），分为初、中、高三级，能除去空气中粒径为 0.5～5 μm 的尘埃微粒，也就清除附着在尘埃上的细菌等微生物。初级过滤采用塑料泡沫海绵，过滤率在 50% 以下；中级过滤用无纺布，过滤率在 50%～90%；高效或亚高效过滤用超细玻璃滤纸，过滤率为 99.95%～99.99%。

2.使用与维护

HEPA 过滤器主要在空气除菌的生物洁净技术中使用，应注意采用合理的气流流动方式。以下主要介绍液体滤菌器的使用与维护。

（1）将清洁的滤菌器（赛氏滤菌器、薄膜滤菌器须先将石棉板或滤菌薄膜放好，螺旋拧牢）、滤瓶分别用纸或布包装好，进行高压蒸汽灭菌。

（2）以无菌操作将滤菌器与滤瓶安装好，并使滤瓶的侧管与缓冲瓶相连，再使缓冲瓶与抽气机相连。

（3）将待过滤液体倒入滤菌器中，开动抽气机使滤瓶中压力减低，滤液则徐徐流入滤瓶中，滤液量少时可提前在滤瓶中放置试管接收滤液。

（4）过滤完毕，迅速按无菌操作将滤瓶中的滤液放到无菌容器内保存。滤器经高压蒸汽灭菌后，洗净备用。

五、无菌操作设备

（一）超净工作台

超净工作台（图 1-1-12）是为了保护试验品或产品而设计的，只适用于生物安全水平一级和二级的微生物试验品或产品，能够为实验室工作提供无菌操作环境，以保护实验免受外部环境的影响，同时在一定程度上保护操作者及外部环境。

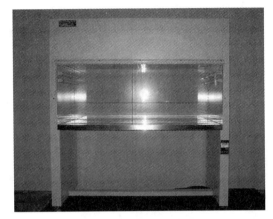

图 1-1-12　超净工作台

1. 构造与工作原理

简单地说，超净工作台就是在一般的工作台上加了防护装置，主要包括工作装置（台面、照明灯）、密闭透明防护罩、杀菌装置（紫外灯）、无菌风装置（鼓风机、空气过滤系统）。

通过提前的紫外灯杀菌，以及操作过程中吹过工作区域的垂直或水平的无尘无菌层流空气，防止试验品或产品受到工作区域外粉尘或细菌的污染。

由于很多超净工作台只在进气口过滤空气，而在排出口没有过滤装置，因此工作区域的空气从排出口直接进入环境空气中，这种超净工作台只对试验品有保护作用，而对周围环境和操作者都没有保护作用。

2. 使用与维护

（1）使用前先打开紫外灯，处理净化工作区空气及表面积累的微生物，持续 30 min。

（2）关闭紫外灯，启动鼓风机，清除尘粒，持续 10～20 min。

（3）于工作区进行操作，最好在操作区的中心位置进行，在设计上，这是一个较安全的区域。

（4）工作完毕，停止送风机运行，关闭电源，并放下防尘帘。

3. 注意事项

（1）新购买的和久置未用的超净工作台除用紫外灯等照射外，最好能进行熏蒸处理，然后在机器处于工作状态时在操作区的四角及中心位置各放一个打开的营养琼脂平板，2 h 后盖上盖并置 37℃培养箱中培养 24 h，计算出菌落数。平均每个平皿菌落数必须为 0～5 个才符合无菌操作要求。

（2）在进行操作前应对实验材料有一个初步的认识，同时了解自己所使用的设备的性能及安全等级，严格执行实验室安全规程。特定病原在任何超净工作台中的使用必须进行安全性评估。如果实验材料会对周围环境造成环境污染，就应避免在无排气过滤装置的型号内使用，因为在流动空气中操作与散毒无异。

（二）生物安全柜

生物安全柜（图 1-1-13）是为操作原代培养物、菌毒株以及诊断性标本等具有感染性的实验材料时，保护操作者本人、实验材料以及实验室环境，使其避免暴露于上述操作过程中可能产生的感染性气溶胶和溅出物而设计的。

世界卫生组织（World Health Organization，WHO）的《实验室生物安全手册》提出，生物安全柜可以有效减少由于气溶胶暴露所造成的实验室感染以及培养物交叉污染。生物安全柜同时也能保护工作环境。事实上，生物安全柜更侧重于保护操作人员和环境，防止操作的病原微生物扩散造成人员伤害和环境污染。

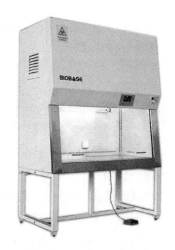

图 1-1-13　生物安全柜

简单地说，生物安全柜提供对人、样品和环境的三重保护。与超净工作台相比，生物安全柜的规格要求更高，能提供的防护能力更强，购置成本也更高。

1. 分类

根据生物安全防护水平的差异，生物安全柜可分为Ⅰ级、Ⅱ级和Ⅲ级三种类型。

Ⅰ级生物安全柜可保护工作人员和环境，由于不能保护柜内产品，目前已较少使用。

Ⅱ级生物安全柜可提供对工作人员、环境和产品的保护。依照入口气流风速、排气方式和循环方式可分为 4 个级别：A1 型、A2 型、B1 型和 B2 型。

Ⅱ级 A1 型安全柜前窗气流速度最小量或测量平均值应至少为 0.38 m/s。无内部循环气流，100% 的气体通过排气口过滤排出。

Ⅱ级 A2 型安全柜前窗气流速度最小量或测量平均值应至少为 0.5 m/s。70% 气体通过 HEPA 过滤器再循环至工作区，30% 的气体通过排气口过滤排出。

Ⅱ级 B 型生物安全柜均为连接排气系统的安全柜。连接安全柜排气导管的风机连接紧急供应电源，目的是在断电情况下仍可保持安全柜负压，以免危险气体泄漏入实验室。其前窗气流速度最小量或测量平均值应至少为 0.5 m/s。

Ⅱ级 B1 型生物安全柜 70% 气体通过排气口 HEPA 过滤器排除，30% 气体通过供气口 HEPA 过滤器再循环至工作区。

Ⅱ级 B2 型生物安全柜为 100% 全排型安全柜，无内部循环气流，可同时提供生物性和化学性的安全控制，可以操作挥发性化品和挥发性核放射物作为添加剂的微生物实验。

Ⅲ级生物安全柜是为生物安全防护等级为 4 级实验室而设计的，适用于高风险的生物试验，如进行 SARS、埃博拉病毒相关实验等。

2. 工作原理

Ⅰ级生物安全柜可保护工作人员和环境而不保护样品。其气流原理和实验室通风橱基本相同，不同之处在于排气口安装有 HEPA 过滤器（参见相关章节），将外排气流过滤，进而防止微生物气溶胶扩散造成污染。Ⅰ级生物安全柜本身无风机，而需依赖外接通风管中的风机带动气流。

Ⅱ级生物安全柜是目前应用最为广泛的柜型。与Ⅰ级生物安全柜一样，Ⅱ级生物安全柜也有气流流入前窗开口，被称作"进气流"，用来防止在微生物操作时可能生成的气溶胶从前窗逃逸。与Ⅰ级生物安全柜不同的是，其未经过滤的进气流会在到达工作区域前被进风格栅俘获，因此试验品不会受到外界空气的污染。Ⅱ级生物安全柜的一个独特之处在于经过 HEPA 过滤器过滤的垂直层流气流从安全柜顶部吹下，被称作"下沉气流"。下沉气流不断吹过安全柜工作区域，以保护柜中的试验品不被外界尘埃或细菌污染。

Ⅲ级生物安全柜柜体完全气密，100% 全排放式，所有气体不参与循环，工作人员通过连接在柜体的手套进行操作，俗称手套箱（glove box），试验品通过双门的传递箱进出安全柜以确保不受污染。

3. 注意事项

生物安全柜的使用与维护与超净工作台类似。此外，还应特别注意以下几点：

（1）被分类为生物安全水平一级和二级的微生物试验品或产品不会产生气溶胶，因此可在开放的实验台面上（或超净工作台）开展工作。

（2）对于一些可能涉及或者产生有害生物物质的操作过程都应该在生物安全柜内进行，在这些条件下最好使用Ⅱ级生物安全柜。

（3）二级生物安全水平的试验品或产品是可以通过液体传播的，所以操作人员必须特别注意污染的锐器，在使用时也需要每天清理工作台面。

（4）在三级生物安全水平的生物实验室中，所有与传染源操作有关的步骤，都应在Ⅱ级或者Ⅲ级生物安全柜中进行，并由穿戴合适防护服的实验人员进行。

（5）对于四级生物安全水平的实验，所有工作都应限制在Ⅲ级生物安全柜中进行。如果在Ⅱ级生物安全柜中进行，必须使用装备生命支持系统的一体正压防护服。

（6）值得特别注意的是，当出现新型不明微生物时，也必须在四级生物安全水平实验室中进行。待有充分数据后再决定此种微生物或毒素应在四级还是在较低级别的实验室中处理。

六、培养箱

（一）电热恒温培养箱

电热恒温培养箱（图 1-1-14）又名孵育箱、暖箱或培养箱，为培养微生物的主要设备，一般病原微生物培养温度以 36～37℃为最适宜。

1. 构造与工作原理

电热恒温培养箱为目前常用的恒温箱，由箱体（箱壳、箱门、恒温室）、排风装置（鼓风机、进气孔、排气孔、侧室）、温控装置（发热器、温度控制器、温度显示器）三部分组成。箱体壁由双层铁板（中间夹石棉、水、玻璃纤维等）组成，箱体有玻璃门（内层）和铁门（外层）。箱内有数层金属网架与感温棒。鼓风机安装在侧室内。箱底夹层中安装有电热丝串联组成的电热器。箱壁正面有温度调节器、温度显示器（或箱顶装有温度计 1 支）。

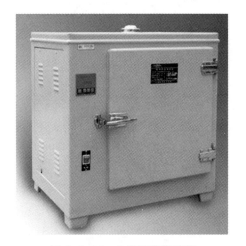

图 1-1-14　电热恒温培养箱

接通电源后，发热器产热，借助温度调节器的自动调节，使箱内温度恒定。鼓风机开启后可借助气流使箱内温度更均衡。

2.使用与维护

（1）为便于热空气对流，温箱内培养物不宜放置过挤。无论放入或取出培养物，均应随手关闭箱门，以免温度产生波动。

（2）通电后升温指示灯亮，表示电热管（发热器）已开始加热，观察温度显示器，当其显示达到所需温度时，将调节控制器钮调到指示灯红绿交替亮熄时，此后即能自动保持箱内温度恒定（电子恒温装置可直接调到所需温度）。

（3）为防止电热恒温箱内干燥，根据需要，可在箱内放以盛水容器，以维持一定湿度。

（4）应经常保持温箱内、外清洁。

（二）CO₂ 培养箱

CO₂ 培养箱（图 1-1-15）为一类特殊的培养箱。与普通电热恒温培养箱所不同的是，CO₂ 培养箱除了提供恒定的温度外，还能提供充足的 CO₂，主要用于奈瑟菌、布鲁菌等的初次分离培养。此外，由于 CO₂ 培养箱能够模拟动物体内的气体浓度和 pH 环境，也常用于培养一些对环境条件要求苛刻的原代细胞和传代细胞。

1.构造与工作原理

CO₂ 培养箱由箱体、排风装置、温控装置、CO₂ 控制装置四部分组成。此外，还需要配备 CO₂。

CO₂ 培养箱恒温的原理与电热恒温培养箱相同，特殊的部分在于 CO₂ 的控制。当空气进入箱内后，通过能产生潮湿的含水托盘，用 CO₂ 调节装置调节 CO₂ 的张力，或者将空气和 CO₂ 按比例混合来调节 CO₂ 的张力。CO₂ 调节装置可以减少 CO₂ 的消耗并且在打开培养箱门后能很好地控制和恢复 CO₂ 的含量，能将气体由培养箱灌到样品小室内，空气在培养箱内循环流动，这样既能保持 CO₂ 水平，又能使空气分布均匀。

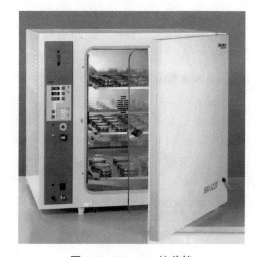

图 1-1-15　CO₂ 培养箱

2.使用与维护

（1）使用方法和注意事项与电热恒温培养箱相似，相比之下增加了 CO₂ 的调节。

（2）一般温度调节范围为室温至 50℃，湿度在 95% 以上，CO₂ 控制范围为 0~20%。

（3）由于 CO₂ 箱内湿度较高，必须经常处理以避免真菌生长。

（三）厌氧培养箱

厌氧培养箱（图 1-1-16）为一类特殊的培养箱。与普通的电热恒温培养箱所不同的是，厌氧培养箱能提供严格的厌氧环境，能够进行厌氧细菌的培养。很多型号的厌氧培养箱兼具 CO₂ 培养箱的功能，而

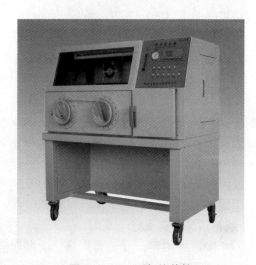

图 1-1-16　厌氧培养箱

CO_2 培养箱不具备完全除去氧气的功能，不能替代厌氧培养箱。

1. 构造与工作原理

厌氧培养箱由箱体（一般有多个独立的恒温培养罐）、真空装置（真空泵、真空表）、输气装置（气罐、气阀）、温控装置（远红外线加热器、温度控制器）四个系统组成。为保证严格的无氧环境，通常都配备了裸手袖套操作孔，因此，厌氧培养箱也称厌氧手套箱。此外，还需要干燥剂（分子筛 3A）、脱氧剂（钯粒）、厌氧环境指示剂（亚甲蓝溶液）、CO_2 环境指示剂（溴麝香草酚蓝）共同作用。

其工作原理主要是利用密封、抽气、换气及化学除氧方法造成厌氧状态，有利于厌氧菌的生长繁殖。

2. 使用与维护

（1）首先将所有气阀全部关闭。开启真空泵阀，再开启 A 罐体阀，将 A 罐体门敞开。

（2）迅速将已接种细菌的培养基放入罐内，同时将 105 型脱氧催化剂约 50 g 与高效干燥剂分子筛 3A 约 15 g 混合后放入 2 只不加盖玻璃皿内，然后放入 A 罐内。

（3）将预先备好的厌氧环境指示剂放入罐门真空玻璃前（以利于观察颜色变化），迅速关闭罐门，扭紧。

（4）开动真空泵，当真空达到 700 mmHg 时，将泵阀门关闭后，再关停真空泵电源。

（5）开启输气总阀（即输 N_2、H_2、CO_2），开启 N_2 阀，用 N_2 冲洗罐床及管路，轻轻开启 N_2 瓶阀及减压器阀。

（6）当真空表针由 700 mmHg 回复到 0 位时，关闭 N_2 阀，再开启真空泵阀，按上述操作重复一次，以除去残余氧气。

（7）再按（4）、（5）操作，按需要的比例通入 N_2、H_2、CO_2。

（8）真空表指针回复到 0 位时，即将铜瓶阀门关闭，再次检查，所有气阀需一律关闭。

（9）标记培养罐，调节温度，开启恒温培养。

（10）经常注意气路有无漏气现象。调换气瓶时，要注意扎紧气管，避免流入含氧气体。注意保证干燥剂、脱氧剂、厌氧环境指示剂、CO_2 环境指示剂的有效性。

七、低温贮存设备

实验室用来保存培养基、菌（毒）种、血清以及检验标本的制冷设备主要有三种：普通冰箱（freezer）（图 1-1-17）或冰柜、超低温冰箱、液氮罐。普通冰箱维持温度一般在 0~5℃，其冷藏室内可达 -20℃；超低温冰箱的温度可达 -150~-60℃；液氮罐则可长期保持 -196℃的低温，特别适合组织细胞、菌种、病毒及生物制品等的长期冷藏保存。

（一）普通冰箱

1. 构造与工作原理

封闭式电冰箱在构造上可分为箱体、制冷系统和电路系统三部分。箱体部分主要是由外壳、内壳、隔热物、门等组成的冷藏柜；制冷系统包括压缩机、冷凝器、毛细管、挥发器和制冷器；电路系统包括电源、电动机、温度控制器和照明灯等。

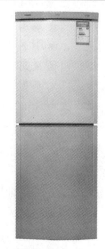

图 1-1-17　普通冰箱

电冰箱主要由电动机带动压缩机旋转，使冷藏柜内带有热量的制冷剂低压气体，经压缩机作用后变成高压气体。然后通过冷凝器，将吸收的热量放出。经散热后的制冷剂此时凝结为高压液体，再依靠压缩机的压力作用，通过毛细管进入挥发器，由于压力突然降低，液态制冷剂沸腾而转化为低压气体（吸收冷藏柜内的热量），再经压缩机的作用变成高压气体，再重复上述过程。当冷藏柜的温度降至要求的温度时，温度控制器指示启动继电器切断电路，停止工作。当温度上升后，电路又重新打开，制冷又重新开始。如此反复，电冰箱自动保持在所需要的温度范围内。

2.使用与维护

（1）电冰箱应放置于通风处，避免受日光照射、不靠近热源（电炉、电烤箱等）的地方，以免影响散热率。背面勿离墙太近，最少10 cm以上，使空气通畅利于散热。

（2）电冰箱应有专人管理，经常检查温度（一般在4℃左右），并应尽量减少开门次数。存放物品要有固定位置，要求冰冻保存者，应放在冻藏柜内。

（3）热物品应放凉至室温，再放入冷藏柜。

（4）挥发器上的冰不可太厚，否则会影响热的传导。冰太厚时，应进行化霜处理。

（5）电冰箱应保持内、外整洁。

（二）超低温冰箱

1.构造与工作原理

超低温冰箱（图1-1-18）的结构与普通冰箱类似，也包括箱体、制冷系统和电路系统三部分。

超低温冰箱箱体一般有卧式和立式两种箱体。内箱体一般分为多个承物层，每层均设计有可独立开关的内门。外箱体一般由5块冷轧钢板相互直接拼接而成。箱体隔热层主要由聚亚氨酯泡沫材料构成。

制冷系统基本采用复叠式制冷的工作原理。选用两台全封闭压缩机作为高、低温级压缩机使用。现在一般采用环保型制冷剂，以达到环保要求。低温级蒸发器的紫铜管以盘管形式直接盘附于内箱体外侧，并用导热胶泥填堵于盘管与箱壁之间的缝隙中，以增加热交换效果。冷凝蒸发器为壳管式结构，内部为四管螺纹型紫铜管，采用逆流式热交换方式。低温级系统中还加配有气热交

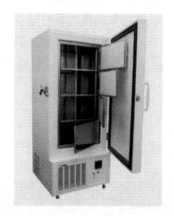

图 1-1-18　超低温冰箱

换器，可使从蒸发器出来的低压气体同进入冷凝蒸发器前的高压气体进行热交换，这样不但减少了冷凝蒸发器的热负荷，而且充分利用了热量。过滤器多采用除蜡型过滤器，其目的是有效去除冷冻油中的石蜡，以降低系统"油堵"的可能性。

电路系统中的自动调温器为铂电阻敏感器，用于对温度的精确控制。

此外，超低温冰箱根据不同的使用用途还可以选配一些附件。如温度记录仪，便于永久记录运行参数；二氧化碳备用系统，用于特殊情况下保证保存环境的气体保持正常状态；电压增压器，可保证压缩机在低压状态下正常工作。

2.使用与维护

超低温冰箱的使用与维护基本与普通冰箱相同。此外，还应注意以下几点：

（1）超低温冰箱内保存物品的温度一般都低于-60℃，拿取物品时应带上隔温手套，防

止意外冻伤。

（2）超低温冰箱箱门都带有门锁，以保证箱门不会意外打开。开启箱门时应避免损坏门锁，关闭箱门后应检查门锁是否锁紧。

（3）箱门打开时间过长会严重影响箱内温度，应严格加以控制。应合理规划使用箱内空间，注意箱内物品的有序及合理摆放，可以有效地减少开门时间。

（4）夏天的设定温度可比冬天的设定温度低10℃。

（5）发现冰箱温度报警时，应及时向管理人员报告，以便及时维护、保养。

（三）液氮罐

1. 构造与工作原理

液氮罐（图1-1-19）多为铝合金或不锈钢制造，分内、外两层。具体的构造如下：

（1）外壳　液氮罐外面一层为外壳，其上部为罐口。

（2）内槽　液氮罐内层中的空间称为内槽，一般为耐腐蚀性的铝合金。内槽的底部有底座，供固定提筒用，可将液氮及样品储存于内槽中。

（3）夹层　夹层指罐内、外两层间的空隙，呈真空状态。抽成真空的目的是为了增进罐体的绝热性能，同时在夹层中装有绝热材料和吸附剂。

（4）颈管　颈管通常是玻璃钢材料，将内、外两层连接，并保持有一定的长度，在颈管的周围和底部夹层装有吸附剂。顶部的颈口设计特殊，其结构既要有孔隙能排出液氮蒸发出来的氮气，以保证安全，又要有绝热性能，以尽量减少液氮的气化量。

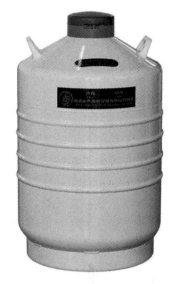

图1-1-19　液氮罐

（5）盖塞　盖塞由绝热性能良好的塑料制成，以阻止液氮的蒸发，同时能固定提筒的手柄。

（6）提筒　提筒置于罐内槽中，其中可以储放样本。提筒的手柄挂于颈口上，用盖塞固定住。

液氮罐的制冷原理主要是通过在罐内加入液体氮气（-196℃）制造超低温环境，通过液氮罐的隔热作用维持内部的超低温，并通过间歇向罐内补充液氮，长期维持超低温环境。目前先进的超绝缘和高真空技术可以使两次加液之间的时间间隔达6个月以上。

2. 使用与维护

（1）使用前的检查　液氮罐在填充液氮之前，首先要检查外壳有无凹陷，真空排气口是否完好。若被碰坏，真空度则会降低，严重时进气不能保温，这样罐上部会结霜，液氮损耗大，失去继续使用的价值。其次，检查罐的内部，若有异物，必须取出，以防内胆被腐蚀。

（2）液氮的填充　填充液氮时要小心谨慎。对于新罐或处于干燥状态的罐一定要缓慢填充并进行预冷，以防降温太快，损坏内胆，而减少使用年限。填充液氮时不要将液氮倒在真空排气口上，以免造成真空度下降。盖塞是用绝热材料制成的，既能防止液氮蒸发，也能起到固定提筒的作用，所以开关时要尽量减少磨损，以延长其使用寿命。用于长期贮存时，则需要定期补充液氮，补充时机一般以液氮剩余量为总容量的1/3为宜。

（3）使用过程中的检查   使用过程中要经常检查。可以用眼观测，也可以用手触摸外壳，若发现外壳挂霜，应停止使用；特别是颈管内壁附霜结冰时，不宜用小刀去刮，以防颈管内壁受到破坏，造成真空度下降，而是应将液氮取出，让其自然融化。

（4）液氮罐的放置   液氮罐要存放在通风良好的阴凉处，不要在太阳光下直晒。由于其制造精密及其固有特性，不论在使用还是存放时，均不能使液氮罐倾斜、横放、倒置、堆压、相互撞击或与其他物件碰撞，应做到轻拿轻放并始终保持直立。

（5）液氮罐的清洗   液氮罐闲置不用时，要用清水冲洗干净，将水排尽，用鼓风机吹干，常温下放置待用。液氮罐内的液氮挥发完后，所剩遗漏物质（如冷冻精子）很快融化，变成液态物质而附在内胆上，会对铝合金的内胆造成腐蚀，若形成空洞，液氮罐就会报废，因此液氮罐内液氮耗尽后对罐进行刷洗是十分必要的。具体的刷洗办法是：首先把液氮罐内提筒取出，液氮移出，放置 2～3 天，待罐内温度上升到 0℃ 左右，再倒入 30℃ 左右的温水，用布擦洗。若发现个别融化物质粘在内胆底上，一定要细心洗刷干净。然后再用清水冲洗数次，之后倒置液氮罐，放在室内安全不宜翻倒处，自然风干，或如前所述用鼓风机风干。注意在整个刷洗过程中，动作要轻慢，倒入水的温度不可超过 40℃，总重以不超过 2 kg 为宜。

3. 注意事项

（1）液氮罐只用于盛装液氮，不允许盛装其他液体。

（2）液氮是一种超低温液体（-196℃），如溅到皮肤上会引起类似烧伤一样的冻伤，因此在填充和取出液氮时应特别注意小心操作。

（3）不能用其他塞子代替专用罐盖，更不能使用密封的塞子，以免液氮持续蒸发，形成的氮气压力增高而导致容器的损坏。

（4）放入或取出冷冻物品时，要尽量缩短罐口打开时间，以减少液氮消耗，也不要把提筒完全提出来。

（5）检查容器内液面高度时，应用实心塑料小棒或实心小木棒插入底部，5～10 s 后取出，结霜的长度即是液面高度。

（6）严禁在容器盖上放置物体和密封颈口；严防冲击和碰撞；严禁用硬物清除颈管内的冻霜，以免损伤颈管。

（7）长期存放液氮的房间应定期开窗通风、换气。

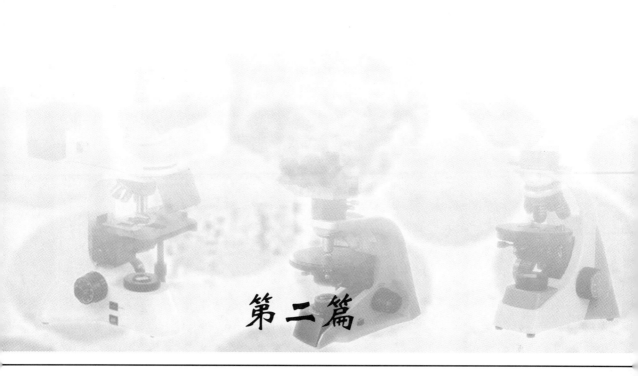

第二篇

基础性实验

第一章　病原生物学

第一节　微生物形态的观察

一、细菌基本形态、结构的观察

实验目的

1. 掌握细菌的三种基本形态和特殊结构。
2. 熟悉细菌特殊结构观察的临床意义。
3. 了解细菌特殊结构的染色方法。

实验材料

葡萄球菌革兰染色标本片、大肠埃希菌革兰染色标本片、霍乱弧菌革兰染色标本片、伤寒杆菌鞭毛染色片、肺炎链球菌荚膜染色片、破伤风梭菌芽胞染色片等。

实验方法

先将玻片标本置于低倍镜下观察,再调至油镜下观察,注意观察其基本形态、排列、染色性,并将观察结果描绘于实验报告本上。

实验结果

（一）细菌基本形态的观察

1. 球菌（图 2-1-1）
观察葡萄球菌革兰染色标本片,可见菌体呈正圆形,染成蓝紫色,呈现葡萄串状排列。
2. 杆菌（图 2-1-1）
观察大肠埃希菌革兰染色标本片,可见菌体呈短杆状,染成红色,呈分散排列。
3. 螺形菌（图 2-1-1）
观察霍乱弧菌革兰染色标本片,可见菌体呈弧形,染成红色,呈分散排列。

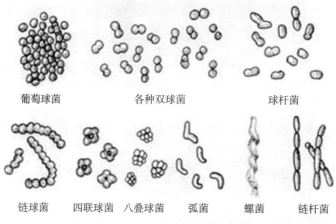

葡萄球菌 各种双球菌 球杆菌

链球菌 四联球菌 八叠球菌 弧菌 螺菌 链杆菌

图 2-1-1 细菌的基本形态

（二）细菌特殊结构的观察

1. 鞭毛（图 2-1-2）

观察伤寒杆菌鞭毛染色片，可见菌体较粗大，呈杆状，染成红色，单个或成堆存在，周围可见到波浪状弯曲、较长、呈淡红色的鞭毛。

2. 荚膜（图 2-1-3）

观察肺炎链球菌荚膜染色片，可见视野背景为紫色，其中可见到染色呈深紫色的矛头状菌体，纵向成双排列，菌体周围染成淡紫色的区域（或未染上颜色的空白区），即荚膜（菌体呈紫色，荚膜呈淡紫色或不着色）。

3. 芽胞（图 2-1-4）

观察破伤风梭菌芽胞染色片，可见菌体为细长杆状，染成蓝色；菌体顶端有染成红色，并大于菌体的球状物，即芽胞，呈"鼓

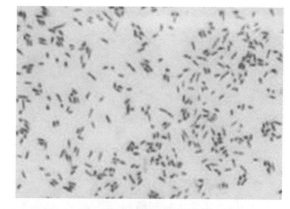

图 2-1-2 伤寒杆菌鞭毛

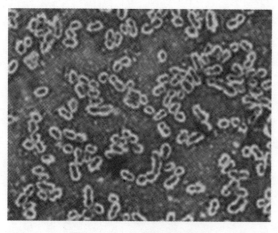

图 2-1-3 肺炎链球菌荚膜

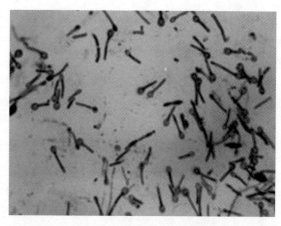

图 2-1-4 破伤风梭菌芽胞

槌状"，其他散乱分布的红色球体，为菌体脱落的成熟芽胞。

二、病毒包涵体的观察

大多数病毒颗粒不能在光学显微镜下观察到，但是某些病毒感染后，在宿主细胞内可形成在光学显微镜下可观察到的包涵体。一般认为，有的包涵体是病毒的集团，另一些包涵体是病毒与宿主细胞相互作用的细胞的反应产物。根据包涵体形成的部位，可将其分为浆内包涵体和核内包涵体；根据染色性，可将其分为嗜酸性包涵体和嗜碱性包涵体。由于病毒种类不同，包涵体存在的部位及染色性也可以不同。因此，包涵体的检查对诊断某些病毒性疾病具有一定价值。

实验目的

观察狂犬病毒包涵体、麻疹病毒包涵体的特点。

实验材料

1. 狂犬病死者大脑组织切片（HE 染色）。
2. 麻疹病毒感染的细胞涂片（HE 染色）。

实验方法

1. 经 HE 染色的狂犬病死者大脑组织切片观察

置显微镜下观察，可见神经细胞呈三角形，细胞核为蓝色，间质为淡红色。狂犬病毒包涵体（内基小体，Negri body）（图 2-1-5）位于细胞质内，呈圆形或椭圆形，嗜酸性（红色），大小不等。

2. HE 染色的麻疹病毒感染的细胞涂片观察

置光镜下观察，可见细胞呈多核巨细胞病变，多核巨细胞的核及核仁呈蓝色，胞质呈淡红色，在核内及胞质内都可找到一个或多个鲜红色的呈圆形、椭圆形或不规则形态的包涵体（图 2-1-6）。

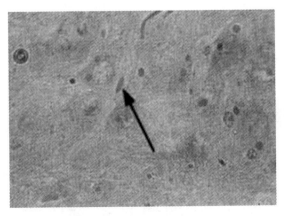

图 2-1-5　狂犬病毒包涵体

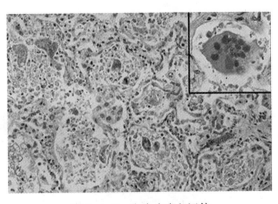

图 2-1-6　麻疹病毒包涵体

三、病毒对细胞致病作用的观察

将病毒接种至合适的细胞，可根据现象或指标判断细胞培养基中是否有病毒的增殖。

有很多种病毒在敏感细胞内增殖时，可引起具有一定特征的细胞病变。细胞病变可在未固定、未染色的条件下用低倍镜观察，这是判定病毒增殖的最常用指标。单纯疱疹病毒的细胞病变是使细胞变圆、膨大，细胞相互融合形成灶状区。在观察细胞病变时，应与正常细胞对照管进行比较，以免将正常细胞的衰变误认为是由病毒引起的细胞病变。有些病毒如麻疹病毒、人类巨细胞病毒及呼吸道合胞病毒等感染细胞后可形成多核巨细胞，这也是一种特殊的细胞病毒病变。

实验材料

1. Hela 细胞培养小瓶。
2. 病毒　脊髓灰质炎病毒、腺病毒。
3. 细胞维持液　含 5% 小牛血清，5% 水解乳蛋白的 Hanks 液，其中含有青霉素 100 U/ml、链霉素与卡那霉素各 100 μg/ml，pH 调至 7.4 ~ 7.6。
4. 1 ml 吸管。

实验方法

（一）接种病毒

1. 选择生长良好的人胚肾细胞培养小瓶，分试验组（接种病毒）和正常细胞对照组（不接种病毒）。
2. 试验组　倾去营养液，每瓶加入细胞维持液 0.9 ml，然后接种已稀释的脊髓灰质炎病毒液或腺病毒液 0.1 ml。
3. 正常细胞对照组　倾去营养液后，每瓶加细胞维持液 1 ml。
4. 置 37℃温箱培养，接种 24 h 后，逐日观察结果。

（二）病毒感染细胞的指标

1. pH 变化

正常细胞代谢时能分解糖类产酸，使细胞维持液中酚红指示剂由红色变黄色。但某些病毒增殖后影响正常细胞代谢，降低了细胞分解代谢产酸的作用，因此，细胞维持液 pH 仍保持原状甚至变碱性。这是反映病毒在细胞中增殖的一个指标。

2. 细胞病变

细胞受病毒感染后，由于病毒的增殖，使细胞形态产生病理改变，不同病毒引起细胞病变的特征有所不同，据此可识别病毒，举例如下：

（1）脊髓灰质炎病毒　细胞变圆、缩小，细胞之间可有拉丝，折光性强，病变细胞分散较均匀，不成堆聚集，视野较干净。

（2）腺病毒　细胞肿大、变圆，常见的 3、7、11 型可有折光性很强的粗大颗粒，细胞聚集呈葡萄状，细胞层间可见明显撕裂现象。

（3）疱疹病毒　细胞肿大、变圆，边缘较薄，有时有拉丝现象，并可有比一般病变细胞大数倍的大圆形细胞及多核巨细胞。病变细胞的细胞膜、细胞质、细胞核层次较清楚，可见分成3层的靶形病变细胞。

注意事项

接种病毒时需要两个人配合，严格无菌操作；接种病毒时应将吸有毒种的吸管伸入到培养小瓶内，然后轻轻地吹出毒种，切不可使毒种污染环境；吸毒种的吸管应及时放入消毒缸内。

四、真菌的基本形态及结构观察

真菌在生长和发育过程中表现出多种多样的形态特征。单细胞真菌的结构较为简单，如新生隐球菌及白假丝酵母菌，由母细胞发芽而繁殖；大多数真菌为多细胞，基本结构分为菌丝和孢子两部分。

（一）菌丝

由于菌种的不同，可出现不同形式的菌丝和孢子，但有时同一种真菌可长出不同的菌丝或孢子，不同种属的真菌也可长出相同的菌丝或孢子。菌丝有隔者，称有隔菌丝；菌丝无隔者，称无隔菌丝。病原性真菌多为有隔菌丝。菌丝伸入到培养液中吸收养料者，称为营养菌丝，向空气中伸展者，称为气中菌丝，其中能产生孢子的又称生殖菌丝。

有鉴别意义的菌丝形态主要有以下几种：

1. 梳状菌丝

菌丝的一侧有多个短小分枝，间距不等，形如发梳而得名。多见于许兰毛癣菌。

2. 螺旋状菌丝

菌丝呈螺旋状弯曲，常见于石膏样小孢子菌和许兰毛癣菌。

3. 球拍样菌丝

在菌丝分节处一端膨大，如网球拍样，常见于小孢子菌及表皮癣菌。

4. 结节状菌丝

菌丝相互缠绕呈结节状，常见于奥杜盎小孢子菌。

5. 鹿角状菌丝

菌丝末端膨大，分枝呈鹿角状，常见于许兰毛癣菌。

6. 假菌丝

真菌的菌体细胞出芽延长，分枝后并不脱落，形成类似菌丝的结构，如白假丝酵母菌的假菌丝。

（二）孢子

病原性真菌孢子的形态、大小、在菌丝上生长的位置等具有重要鉴别意义。

1. 芽生孢子

是从母细胞以出芽方式而形成的圆形细胞，常见于假丝酵母菌等。

2.厚膜孢子

是菌丝内胞质浓缩,胞壁增厚,由菌丝形成的一种大而圆的孢子,是真菌的一种休眠细胞,常见于毛癣菌及小孢子菌。

3.关节孢子

由菌丝细胞分化成几个长方形的节段而成,胞壁稍厚,在陈旧培养物中常可出现。

4.小分生孢子

为单细胞性孢子,呈圆形、卵圆形或梨形,常直接或由小侧枝连接而生长于菌丝的侧面,常见于毛癣菌属(毛癣菌中常可见到小分生孢子群集中在分枝菌丝末端,呈葡萄状,也有圆形小分生孢子位于菌丝的旁侧)。

5.大分生孢子

是一种多细胞性孢子,常为梭形、棒形或梨形。多数大分生孢子具有数个横隔,每个横隔即为一个细胞。有的大分生孢子外围有毛。如絮状表皮癣菌的大分生孢子为粗棍棒形或卵圆形,末端较粗而钝圆,单一或簇生于菌丝端,大、小孢子菌则为梭形大分生孢子。

实验材料

1.白假丝酵母菌标本片(革兰染色法)、新生隐球菌标本片(墨汁负染法)。

2.玉米吐温培养基中生长的白假丝酵母菌培养物涂片制备的标本片。

3.毛癣菌、石膏样小孢子菌、絮状表皮癣菌标本片(乳酸酚棉蓝染色法)。

实验方法

将以上标本片置显微镜高倍镜下观察,注意观察孢子及菌丝的形态,将观察结果记录在记录本上。

实验结果

1.革兰染色白假丝酵母菌标本片观察

可见革兰阳性的较大圆形菌体、芽生孢子及假菌丝,出芽细胞呈卵圆形,比葡萄球菌大 2～5 倍(图 2-1-7)。

2.墨汁负染新生隐球菌标本片观察

可见有明显的荚膜包围在菌丝的周围,透明发亮;有时可见于发芽的菌体,形成芽生孢子,菌体呈球形,大小不等(图 2-1-8)。

3.玉米吐温培养基中生长的白假丝酵母菌培养物涂片制备的标本片观察

在显微镜下观察,见有胞壁增厚的厚膜孢子(图 2-1-9)。

4.石膏样小孢子菌或絮状表皮癣菌乳酸酚棉蓝染色片

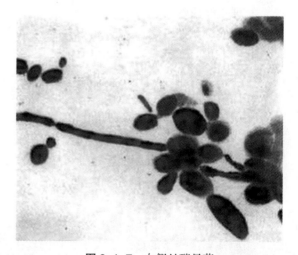

图 2-1-7 白假丝酵母菌

可见体积较大，由多个细胞组成，呈梭形、棍棒形或梨形的大分生孢子（图 2-1-10）。

5.毛癣菌或絮状表皮癣菌乳酸酚棉蓝染色片

可见体积较小，只有一个细胞，呈圆形、卵圆形、梨形或棍棒形的小分生孢子（图 2-1-11）。

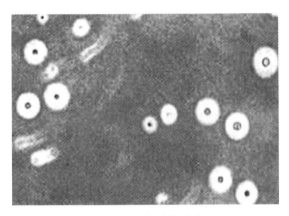

图 2-1-8　新生隐球菌

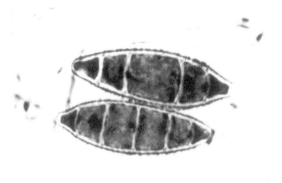

图 2-1-10　大分生孢子

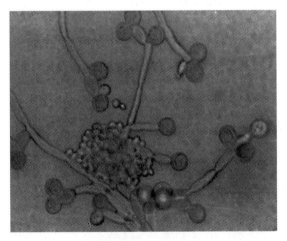

图 2-1-9　厚膜孢子

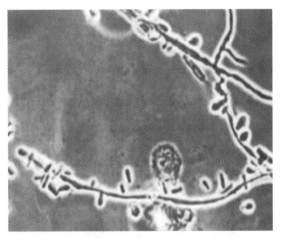

图 2-1-11　小分生孢子

第二节　细菌涂片标本的制备及染色法

一、细菌涂片标本的制备

实验目的

熟悉细菌涂片标本的制备方法。

实验材料

1.菌种　葡萄球菌和大肠埃希菌。

2. 其他　酒精灯、接种环、载玻片、生理盐水。

实验方法

（一）涂片

1. 取洁净载玻片一张，加 1 滴生理盐水于玻片中央。

2. 将接种环烧灼灭菌（接种环的使用见本章第三节细菌的接种技术），冷却后自琼脂斜面取细菌少许，混于已取好的生理盐水中，并涂成直径为 1 cm 左右的均匀悬液，然后将接种环烧灼灭菌之后置于试管架上。

制作细菌涂片时所取菌量不宜过多，且要将细菌与生理盐水混匀，若涂抹不均匀，则导致细菌聚集成团，影响结果观察。若取液体标本（如肉汤培养液、脓液、痰液等）做涂片时，可不加生理盐水，直接取标本进行涂片。

（二）干燥

涂片可于室温下自然干燥，也可置酒精灯火焰上方 15~20 cm 处微微烘干，直至菌液蒸发干，涂片处出现一层菌膜即可。切忌直接将玻片放在火焰上烤干，以防将细菌烤焦，从而染色后难以检视。

（三）固定

常用加热固定法。涂片干燥后，手持玻片一端，涂膜面朝上，在酒精灯火焰上快速来回通过 3 次，温度不宜太高，用手背感受玻片背面温度，以微烫为宜。

固定有两个作用：①杀死细菌，使细菌的细胞质凝固，细菌蛋白质变性，改变菌体对染料的通透性，使细菌容易着色；②使菌体与细菌黏附牢固，在染色时不被染液和水冲掉。

二、染色法

细菌菌体微小，而且折光率低，在显微镜下特别是在油镜下几乎与背景无反差，很难看清楚，如将其染色，可使折光率增大，便容易观察。由于菌体的性质及各部分对某些染料的着色性不同，因此可以利用不同的染色方法来区别不同的细菌及其结构。下面介绍几种常用的染色方法：

（一）革兰染色法

革兰染色法是最常用的细菌鉴别染色法，通过此法染色可以将细菌分为革兰阴性菌和革兰阳性菌两大类，同时还可为分析细菌的致病性和选用抗菌药物提供依据。

实验目的

掌握革兰染色法的原理和操作方法。

实验原理

细菌细胞壁的化学组成和结构不同（图 2-1-12）。

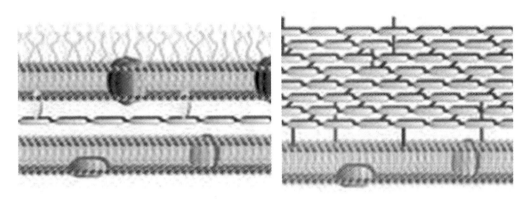

图 2-1-12 革兰阳性菌和革兰阴性菌细胞壁结构示意图

1. 革兰阳性菌

细胞壁肽聚糖层厚，交联而成的肽聚糖网状结构致密，经乙醇处理发生脱水作用，使孔径缩小，通透性降低，结晶紫与碘形成的大分子复合物保留在细胞内而不被脱色，结果使细胞呈紫色。

2. 革兰阴性菌

细胞壁肽聚糖层薄，网状结构交联少，类脂含量较高，经乙醇处理后，类脂被溶解，使孔径变大，通透性增加，结晶紫与碘形成的大分子复合物被溶出细胞壁，因而细菌细胞被脱色，再经苯酚复红染液复染后细胞呈红色。

实验材料

1. 菌种　葡萄球菌、大肠埃希菌。
2. 培养基　普通琼脂斜面。
3. 试剂　革兰染色液。
4. 其他　载玻片、生理盐水等。

实验方法

1. 制备涂片标本

分别制作葡萄球菌、大肠埃希菌涂片，并干燥、固定。

2. 初染

涂片菌膜上加结晶紫染液数滴，染色 1 min，用细流水洗去染液，甩干积水。

3. 媒染

加卢戈碘液数滴，染色 1 min，用细流水冲洗，甩干积水。

4. 脱色

加 95% 乙醇后轻轻摇动玻片使均匀脱色，直到不再有红色染液析出，约 30 s 后，用细流水冲洗，甩干积水。

5. 复染

加稀释的苯酚复红染液 0.5 ~ 1 min，用细流水冲洗，甩干积水。

6. 镜下观察

用吸水纸或滤纸轻轻印干载玻片，待标本充分干燥后，在油镜下观察。

实验结果

葡萄球菌染成紫色，为革兰阳性菌，呈葡萄状排列（图2-1-13）；大肠埃希菌染成红色，为革兰阴性菌，呈散在的杆状（图2-1-14）。

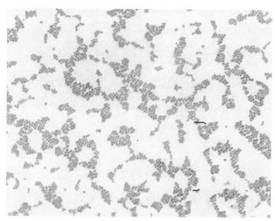

图 2-1-13　葡萄球菌

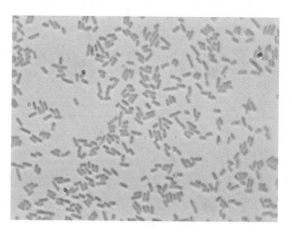

图 2-1-14　大肠埃希菌

临床意义

革兰染色法将细菌染色分成了革兰阳性菌和革兰阴性菌。了解细菌的致病性，可辅助指导临床选择抗菌药物。

思 考 题

分析有哪些因素影响革兰染色法的染色效果。

（二）抗酸染色法

实验目的

1. 掌握抗酸染色法的原理和操作方法。
2. 了解抗酸染色的结果判断。

实验材料

1. 细菌　含结核分枝杆菌（或卡介苗）的痰液。
2. 试剂　苯酚复红染液、3%盐酸乙醇、碱性亚甲蓝。
3. 器具　显微镜、载玻片、酒精灯、试管夹、接种环等。

实验原理

分枝杆菌因含有大量分枝菌酸，能影响染料穿入，故对苯胺染料一般不易着色。当用5%苯酚作染液加温着色时，由于苯酚的表面活性作用和温度升高作用，使结核分枝杆菌细胞的细胞壁通透性增加，促使菌体着色。另外，菌体着色后，由于结核分枝杆菌细胞壁含有较高的复杂脂质，又不易被3%盐酸乙醇脱色，因此，经此法染色后，结核分枝杆菌及其他分枝杆菌呈红色，其他非抗酸菌和细胞杂质等均呈蓝色，易于分辨。简单地说，结核分枝杆菌对苯胺染料不易着色，若加温或延长染色时间使其着色后，再用3%盐酸乙醇处理也不易脱色，再经亚甲蓝复染，结核分枝杆菌及其他分枝杆菌仍呈红色，而非抗酸菌和细胞杂质等呈蓝色。

实验方法

1. 制备涂片标本

用竹签挑取开放性肺结核患者晨痰标本干酪样小粒或脓性部分（或用微量移液器取卡介苗 10～30 μl），置于清洁的载玻片中央，均匀涂片，自然干燥后，通过火焰固定。

2. 初染

用染色夹子夹住载玻片，滴加苯酚复红染液于已固定的涂片上，置酒精灯火焰上方 3～5 cm 处，微微加热至有蒸汽冒出（勿煮沸或煮干，如有干涸的趋势，可随时补充染液），维持约 5 min。冷却后用细流水冲洗去多余的染液，甩干。

3. 脱色

滴加3%盐酸乙醇脱色，直至涂片无红色染液脱下为止。持续 0.5～1 min（若为厚膜涂片，可延长脱色时间，但不可超过 10 min），然后用细流水冲洗，甩干。

4. 复染

滴加碱性亚甲蓝液复染 1 min，水洗，甩干，并用吸水纸吸干之后镜检。

实验结果

1. 油镜观察涂片

在淡蓝色背景下可见染成红色的细长或略带弯曲的杆菌，并有分枝生长趋向，此为抗酸染色阳性细菌。其他细菌和细胞呈蓝色。直接涂片标本中常见菌体单独存在，偶见聚团成堆者（图 2-1-15）。

2. 所见结果按下列标准报告

－：仔细观察至少 300 个视野未发现抗酸菌。

±：可疑，发现抗酸菌 1～2 个/300 个视野。

＋：发现抗酸菌 3～9 个/100 个视野。

＋＋：发现抗酸菌 1～9 个/10 个视野。

＋＋＋：发现抗酸菌 3～9 个/个视野。

＋＋＋＋：发现抗酸菌 ≥10 个/个视野。

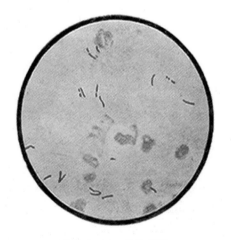

图 2-1-15 分枝杆菌

临床意义

此染色法可用于临床辅助诊断结核分枝杆菌感染。

1. 临床标本直接涂片染色能查到结核分枝杆菌者，一般需要每毫升痰液内含菌量在 500 个以上，甚至需达到 5 万个以上。故材料多进行浓缩集菌处理，以提高检出阳性率，也造成在染色标本片观察中不一定每个视野都能看到结核分枝杆菌。

2. 结核分枝杆菌易发生变异，在陈旧培养基或临床治疗后标本材料中，结核分枝杆菌往往菌体断裂，或形成非抗酸性革兰阳性的短杆状、球状颗粒，也称 Much 颗粒。

思 考 题

分析有哪些因素影响检测结果。

（三）Fontana 镀银染色

实验目的

了解 Fontana 镀银染色的原理和操作方法。

实验材料

1. 染色液
（1）固定液 冰醋酸 1 ml，甲醛 2 ml，蒸馏水 100 ml。
（2）媒染液 鞣酸 5 g，苯酚 1 g，蒸馏水 100 ml。
（3）硝酸银溶液 硝酸银 5 g，蒸馏水 100 ml。

临用前取硝酸银溶液 20 ml，逐滴加入 100 g/L 氢氧化铵，至产生棕色沉淀，轻摇后溶解，微呈乳白色。

2. 钩端螺旋体菌液。

实验方法

1. 涂片，干燥。
2. 加固定液，固定 1min 后，用水冲洗。
3. 加媒染液，加温至有蒸汽出现，作用 0.5 min，水洗。
4. 加硝酸银染液，微加温，染色 0.5 min，水洗待干，镜检。

实验结果

钩端螺旋体染成棕褐色或黑褐色。

（四）墨汁负染法

实验目的

1. 熟悉墨汁负染法的应用。
2. 了解墨汁负染的操作方法。

实验方法

1. 接种环取新型隐球菌培养液（或少量的固体培养物混悬于 1 滴生理盐水中）2～3 环，与 1 滴优质墨汁在载玻片上混合。

2. 用镊子夹好盖玻片，覆盖于菌液上，注意先将盖玻片一边接触菌液缓缓放下，尽量不产生气泡。

于显微镜下观察，先以低倍镜找好位置，再在高倍镜下观察有荚膜的菌细胞及芽生孢子。

实验结果

新型隐球菌为圆形或卵圆形酵母型真菌，有芽生孢子，细胞外有一层荚膜，一般厚度与菌体相等。菌体和荚膜不着色，透亮，背景为黑色。

注意事项

1.注意掌握适宜的墨汁浓度，墨汁过浓，不易观察，墨汁过稀，荚膜衬托不出。

2.注意掌握适宜的菌液浓度，菌液过浓造成菌体堆积，不易看清结构，菌液过稀，则寻找观察目标费时。

3.注意液体不要太多，以免加盖玻片时外溢造成污染。

4.也可取临床脑脊液标本经离心后做墨汁负染色检查。培养物涂片检查的菌体细胞一般无荚膜，有时需将菌种接种到动物体内，待动物发病后，取组织或组织液直接涂片检查可见荚膜。

第三节 细菌的人工培养

临床上从患者标本中分离纯化到病原菌是感染性疾病病原学诊断的金标准。而对病原菌的分离、纯化和鉴定，则需要进行培养基的制备和细菌的人工培养。细菌的分离培养是医学微生物学实验的基础实验之一。

一、培养基的制备

培养基是指人工配制的含有微生物生长繁殖的混合营养物质，为微生物的生长繁殖提供所需的水分、碳源、氮源、无机盐等。培养基的主要用途为分离、培养、鉴定微生物；传代、保存菌种；研究微生物的生理及生化特性；制备菌株、抗生素等。掌握培养基的制备技术是微生物学研究和临床微生物学检验的基础。

培养基按其营养组成和用途不同，分为基础培养基、增菌培养基、选择培养基、鉴别培养基、厌氧培养基；根据对培养基成分了解的程度，将其分为合成培养基、半合成培养基和天然培养基；根据培养基的物理状态的不同，分为液体、固体和半固体培养基。常用培养基的配方及制备方法见附录。本节以制备基础培养基为例进行介绍。

实验目的

1.掌握培养基制备的基本过程。

2.熟悉常用培养基的原理、种类及用途。

实验材料

1.试剂　牛肉膏 10 g、蛋白胨 10 g、氯化钠 5 g、琼脂 15 g、蒸馏水 1000 ml。

2.其他　pH 试纸、锥形瓶、量筒、称量纸 / 匙、无菌平皿、记号笔、天平等。

实验方法

1. 称量

按照培养基的配方准确称取各种成分，混悬于蒸馏水中。可先在烧杯中加入蒸馏水，再加入蛋白胨等成分。

2. 溶解

将烧杯放在有石棉网的电炉上小火加热，并用玻棒搅拌，以防液体溢出。待各种药品完全溶解后，停止加热，用量筒补足水分。

3. 调节 pH

根据培养基对 pH 的要求，逐滴加入 5% NaOH 或 5% HCl 溶液调至所需 pH。用 pH 试纸或酸度计测定 pH。培养基经高压灭菌后，pH 降低 0.1~0.2，故在校正时应比实际需要的 pH 高 0.1~0.2。

4. 过滤、分装

培养基溶化、校正 pH 后常出现沉淀，因此需要过滤澄清，以有利于培养物的观察。先将过滤装置安装好。如果是液体培养基，玻璃漏斗中放一层滤纸，如果是固体或半固体培养基，则需在漏斗中放多层纱布，或两层纱布夹一层薄的脱脂棉趁热进行过滤。过滤后立即进行分装。分装时应注意不要使培养基沾在管口或瓶口，以免浸湿棉塞，引起污染。以试管分装时，装量以试管高度的 1/3 左右为宜；锥形瓶分装时，装量以不超过锥形瓶容积的 2/3 为宜。

5. 包装、标记

培养基分装后，盛装培养基的试管口或锥形瓶口都要塞上棉塞，然后在棉塞外面再包一层防潮纸，用棉绳系好。最后在包装纸上标明培养基名称、制备组别和姓名、日期等。

6. 灭菌

按照培养基配方中规定的条件，及时对上述培养基进行灭菌。普通培养基灭菌条件为 121℃，101.3 kPa，15~20 min，以保证灭菌效果和不损伤培养基的有效成分。

7. 倒平板

若是固体培养基，将灭菌后的培养基冷却到 45~50℃，在无菌环境下立刻倒平板，若平皿内径为 9 cm，应倾注 13~15 ml 培养基；若平皿内径为 7.5 cm，应倾注 7~8 ml 培养基。倾注时，轻轻摇晃平皿，使培养基均匀地铺满平皿底部。

8. 检测

制备的培养基须经质量检查合格后方可使用。主要通过无菌试验和生长试验来检测。可将制备好的培养基置于 37℃温箱内过夜，观察是否有细菌生长，判断灭菌是否合格。

9. 保存

将质量检查合格的培养基置于冰箱或冷库保存以备使用。保存时间不宜过长。

二、细菌的接种技术

因分离培养细菌的目的不同，细菌接种的方法有很多种，常用的接种方法有平板划线接种法、穿刺接种法、乳磨接种法等。在接种细菌时应严格无菌操作，避免污染，影响实验结果。

（一）平板划线接种法

实验目的

掌握琼脂平板培养基平行划线接种法、分区划线接种法。

实验材料

1. 菌种　葡萄球菌和大肠埃希菌的混合液。
2. 培养基　普通琼脂平板。
3. 其他　接种环、接种针、L 形玻璃棒、平皿、酒精灯、记号笔、恒温培养箱。

实验原理

通过在平板上划线，将混杂的细菌在琼脂平板表面充分分散开，使单个细菌能固定在一点上生长繁殖，形成单个菌落，以达到分离纯种的目的。若需从平板上获取纯种，则挑取一个单个菌落做纯培养。

实验方法

1. 接种器具

（1）接种环和接种针　接种环（接种针）由环（针）、金属柄和绝缘柄三部分组成。白金丝因其硬度适宜，易传热、散热，火焰灭菌后冷却快，不易生锈，经久耐用，但价格昂贵，通常用 300～500 W 电热（镍）丝代替。环直径 2～4 mm，长 5～8 mm。接种环（针）常用酒精灯烧灼灭菌，用于固体培养基、琼脂斜面培养基、液体培养基的细菌接种，用于半固体培养基穿刺接种细菌。

（2）L 形玻璃棒　由玻璃棒弯成 L 形制成，用于琼脂平板涂布接种细菌，将其用牛皮纸包扎后高压灭菌或蘸取无水乙醇在酒精灯火焰上进行烧灼灭菌。

2. 平行划线法

此法适用于含菌不多的液体标本。

（1）用记号笔在平皿底部做好标记，如菌种、班级、姓名、接种日期等。

（2）轻轻摇晃混合菌液使其混匀。右手持接种环，置酒精灯火焰上灭菌，冷却后，蘸取少许混合菌液。

（3）左手斜持（45°）平板，略开盖并靠近酒精灯火焰周围，右手持已接种标本的接种环（图 2-1-16），先在平板的上端顶部，做一原划线。

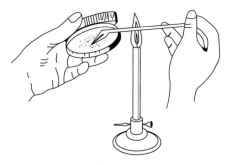

图 2-1-16　琼脂平板划线接种

（4）接种环烧灼灭菌，冷却后自原划线末端开始向下连续蛇形划线（图 2-1-17），直至划完琼脂平板为止，且线密而不重，接种环与琼脂平板培养基表面应呈 30°～40°角，运用腕力或指力将接种环在平板上来回划线，用力不宜过大，以免将培养基划破。

（5）接种环火焰灭菌后放下，将平板倒置，37℃培养 18～24 h 后观察结果（图 2-1-18）。

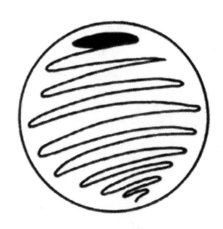

图 2-1-17　平行划线接种法

图 2-1-18　平行划线接种培养后菌落分布情况

3. 分区划线法

此法适用于含菌多的检测标本，如粪便、痰、细菌固体培养物等。

（1）划线前的操作同平行划线法。先在平板的一端将标本涂开，做一原划线。

（2）接种环烧灼灭菌，冷却后自原划线末端蘸取少许标本，在平板的 1/5~1/4 面积上划密集的平行线，接种环火焰灭菌。

（3）将平板转约 70° 角，待接种环冷却后，使接种环通过已划线的 1 区，做连续密集划线，约占平板面积的 1/4，接种环再通过火焰灭菌。

（4）再转平板约 70° 角，如上法在第 3 区划线，此后接种环不再灭菌。

（5）重复上述操作在第 4 区划线（图 2-1-19），划满余下的培养基表面。将平板底放入盖内，接种环灭菌后放下，置 37℃ 恒温箱培养 18~24 h 后观察结果（图 2-1-20）。

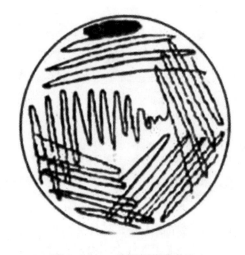

图 2-1-19　分区划线接种法

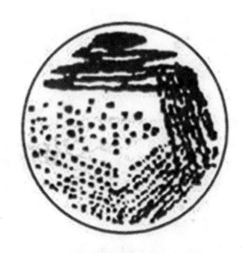

图 2-1-20　分区划线接种培养后菌落分布情况

实验结果

观察琼脂平板表面细菌生长情况,找出分散的单个菌落。仔细观察细菌菌落的大小、形态、边缘、表面、透明度、颜色等特征。比较葡萄球菌和大肠埃希菌菌落特征的差异,并据此予以区别。

注意事项

1. 接种环灭菌之后必须充分冷却后方可蘸取细菌,以免杀死细菌。

2. 在接种过程中不要面对培养基说话、咳嗽,避免空气、口腔里的细菌污染平板。

3. 做平行划线时,要充分利用琼脂表面,因此划线不宜过分稀疏,但也不能过于密集,以免分离不到单个菌落。

4. 划线接种的标本中,细菌数量不宜太多。对于分区划线,每一区划线接种后,都应将接种环进行灭菌,以达到细菌量逐渐减少的目的,从而分离到单个细菌。

(二)琼脂斜面培养基接种

实验目的

掌握琼脂斜面培养基划线接种法。

实验材料

1. 菌种 经分离培养的平板纯培养物。

2. 培养基 琼脂斜面培养基。

3. 其他 接种环、酒精灯、记号笔、恒温培养箱。

实验方法

1. 在琼脂斜面培养基试管上部用记号笔做好标记,如菌种、班级、姓名、接种日期等。

2. 左手持长有细菌的平板底,右手持接种环。将环和柄通过火焰烧灼灭菌冷却后,蘸取平板划线上发育良好的单个菌落。将平板放回原处,立即用左手取斜面培养基斜持,使斜面向上,用右手小指与手掌夹持棉塞,轻轻转动后拔出棉塞,管口通过火焰灭菌。若是接种的细菌生长在斜面培养基上或是液体培养基中,则用左手同时斜持菌种管和斜面培养基两个管,管口齐平,右手小指与环指和小鱼际线分别拔取并夹住两管棉塞,管口及接种环先经火焰灭菌后,从菌种管取菌(图 2-1-21)。

3. 将已蘸菌的接种环伸入斜面培养基的管底部向上划一直线,然后再从底部向上划连续曲折线(图 2-1-22)。取出接种环,管口通过火焰灭菌,塞好棉塞,放试管架上,接种环火焰灭菌后放下。

4. 将斜面培养基置 37℃ 恒温箱中培养 24 h。

实验结果

细菌在琼脂斜面培养基上沿着接种线密集生长,连成一片,形成菌苔。

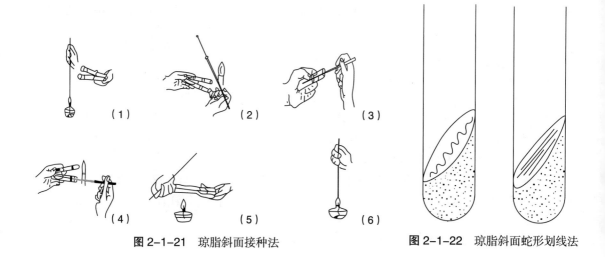

（1）　　　　（2）　　　　（3）

（4）　　　　（5）　　　　（6）

图 2-1-21　琼脂斜面接种法　　　　　图 2-1-22　琼脂斜面蛇形划线法

注意事项

1.注意不要划破培养基。

2.蘸菌的接种环进出试管时，不宜触及试管壁及试管口，以免造成污染。

（三）半固体培养基接种法

实验目的

掌握穿刺接种法，观察细菌在半固体培养基中的生长情况及其意义。

实验材料

1.菌种　葡萄球菌、大肠埃希菌琼脂培养物。

2.培养基　半固体培养基。

3.其他　接种针、酒精灯、记号笔、恒温培养箱。

实验方法

1.左手持半固体培养管与菌种管，右手持接种针，经火焰灭菌冷却后，从斜面培养物表面蘸取少许细菌。

2.进行无菌法穿刺接种，自半固体培养基中央垂直刺入，深度达距管底 0.5 cm 处停止，然后原路退回（图2-1-23）。

3.试管口灭菌后塞好棉塞，接种针灭菌归位。将培养基置 37℃恒温箱中培养 24 h。

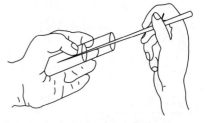

图 2-1-23　穿刺接种法

实验结果

1. 有鞭毛的细菌能够沿着穿刺线向周围扩散，呈弥散或云雾状生长，穿刺线模糊。
2. 无鞭的毛细菌只能沿穿刺线生长，穿刺线清晰。

注意事项

1. 在刺入及拔出接种针时要保持接种针不向穿刺线外摆动，否则影响结果判断。
2. 实验用的半固体培养基必须澄清。

（四）液体培养基接种法

实验目的

1. 掌握液体培养基接种方法。
2. 巩固无菌操作。

实验材料

1. 菌种　葡萄球菌、大肠埃希菌斜面培养物。
2. 培养基　基础培养基。
3. 其他　接种环、酒精灯、记号笔、恒温培养箱。

实验方法

1. 接种环灭菌冷却后，挑取细菌少许，接种于基础培养基中。在接种环上细菌接近液面的倾斜的管壁上轻轻研磨，使培养液碰及细菌，将细菌带入培养基中（图 2-1-24）。

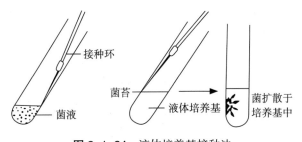

图 2-1-24　液体培养基接种法

2. 接种后管口灭菌，塞好棉塞，接种环灭菌后还原。
3. 在斜面管口做好标记，写明菌种名称、日期，然后直立于 37℃ 恒温箱中培养 24 h，观察结果。

实验结果

葡萄球菌和大肠埃希菌在液体培养基中均呈混浊生长。

思考题

不同的培养基接种法有何作用？

三、细菌的培养技术

细菌的人工培养，不仅需要提供充分的营养物质，而且还需要适宜的条件，如温度、酸碱度以及必要的气体环境等。针对临床初步诊断及待检细菌的种类，可选用不同环境条件进行培养。常用的有普通培养法、二氧化碳培养法和厌氧培养法。

（一）普通培养法

本法是培养细菌最常用的方法，又称为需氧培养法，用于培养需氧菌和兼性厌氧菌，适用于大多数病原微生物的培养。

实验目的

掌握细菌的普通培养法。

实验材料

1. 培养基　已接种好细菌的普通琼脂平板、琼脂斜面和液体培养基等。
2. 其他　记号笔、恒温培养箱。

实验方法

将已接种细菌的培养物做好标记，放置 37℃恒温培养箱中培养 18～24 h 后，观察细菌生长情况。

实验结果

大多数细菌可于培养基上生长，但有些生长缓慢的细菌或菌量少的细菌需培养更长的时间才能生长，如结核分枝杆菌需要 4～8 周以后才能观察到细菌菌落，有的细菌最适生长温度是 28～30℃，如鼠疫耶尔森菌，甚至在 4℃也能生长。

（二）二氧化碳培养法

有些细菌如脑膜炎奈瑟菌、淋病奈瑟菌、牛布鲁菌等初次分离培养时需充入 5 %～10 % CO_2 才能生长良好。将已接种的培养基置于二氧化碳环境中进行培养的方法即二氧化碳培养法。

实验目的

熟悉细菌的二氧化碳培养方法。

实验材料

1. 培养物　含有脑膜炎奈瑟菌或淋病奈瑟菌的巧克力色血琼脂培养物。
2. 试剂　碳酸氢钠、盐酸。
3. 器材　磨口标本缸或玻璃干燥器，蜡烛，凡士林，二氧化碳培养箱等。

实验方法

1.二氧化碳培养箱法

二氧化碳培养箱既能调节 CO_2 的含量，又能调节所需的温度。调节好所需 CO_2 浓度自动控制器后，可将已接种的培养基直接放入箱内孵育，即可获得二氧化碳环境。

2.烛缸法

将已接种好的培养基放入干燥器或磨口标本缸，并放入点燃的蜡烛，在干燥器或磨口标本缸口的边缘涂抹凡士林，以隔绝空气，然后盖上盖子。烛光经几分钟后自行熄灭，此时容器内的 CO_2 含量为 $5\% \sim 10\%$，然后将容器放入 37℃ 恒温箱培养 $18 \sim 24 h$，少数菌种需培养 $3 \sim 7$ 天或更长。

3.化学法

即碳酸氢钠 – 盐酸法，每升容积的容器内加入碳酸氢钠 $0.4 g$ 和浓盐酸 $0.35 ml$ 的比例，分别将两种药品置于器皿内如锥形瓶或平皿，然后置于放有培养基的干燥器或标本缸内，盖紧盖子，倾斜容器使浓盐酸与碳酸氢钠接触生成 CO_2。

实验结果

在巧克力色培养基上脑膜炎奈瑟菌为圆形、凸起、光滑、透明似露滴状菌落；淋病奈瑟菌为圆形、凸起、光滑、灰白色小菌落。

注意事项

烛缸法中容器内蜡烛点燃后，勿靠近缸壁，以免烤热缸壁而炸裂。

（三）厌氧培养法

厌氧菌在有氧的情况下不能生长。人工培养厌氧菌时，必须创造一个无氧的环境。通常采用的方法是用物理、化学方法去除环境中的游离氧或在培养基中加入还原剂，以降低氧化还原电势。常用的厌氧培养法有厌氧罐法、疱肉培养基法、焦性没食子酸法、厌氧袋法、厌氧培养箱法。

实验目的

熟悉常用的厌氧培养法。

实验材料

1.菌种　破伤风梭菌或产气荚膜梭菌培养物。

2.培养基　血琼脂平板。

3.器材　磨口玻璃干燥器或厌氧培养箱、普通孵育箱、厌氧袋或厌氧罐、真空泵、酒精灯、接种环等

4.试剂　硼氢化钠、焦性没食子酸、亚甲蓝、氢化钠、钯粒、NaOH、石蜡或凡士林等。

5.气体　氮气、二氧化碳、氢气。

实验方法

1.厌氧袋法

厌氧袋是一种特制的透明不透气的塑料袋,通过在塑料袋内造成厌氧环境来培养厌氧菌。在厌氧带内装入气体发生管（含有硼氢化钠的碳酸氢钠固体以及 5% 柠檬酸安瓿）、厌氧环境指示剂管（亚甲蓝）、催化剂管（内放钯粒）、干燥剂,放入已接种好标本的平板后,排出袋内空气,卷叠袋口,然后密封袋口,用弹簧夹夹紧,严防漏气。先折断气体发生管中的安瓿瓶,产生 CO_2、H_2 等气体,在催化剂钯的作用下,袋中剩余的 O_2 与 H_2 发生反应,产生 H_2O 后,消耗袋中 O_2,使袋内氧浓度降低。约经半个小时后,折断亚甲蓝指示剂管（在无氧环境中亚甲蓝无色,有氧环境中变蓝色）,若不变色表示袋内已达厌氧状态,可以进行培养。此种方法不需要特殊设备,操作简单,使用方便,不但实验室中可用,而且外出采样、现场接种也可用。

2.厌氧罐法

厌氧罐是用塑料、有机玻璃或金属制成的圆柱形容器,通过旋转的金属夹子将罐口与盖子紧紧封闭,有的通过盖子上的压力表和通气阀门抽换气体。将接种好标本的平板或液体培养基试管,放入厌氧罐内培养。厌氧罐是普通的干燥罐,用物理化学的方法使罐内造成厌氧环境,从而将厌氧菌培养出来,是目前应用较广泛的一种方法。

还有一种抽气换气法。将培养基放置于真空干燥罐或厌氧罐中,用真空泵将容器中的氧气抽出后注入 N_2、CO_2、H_2,以达到厌氧环境培养细菌。将已接种好标本的平板、催化剂钯粒和指示剂亚甲蓝放入厌氧罐,盖子拧紧,罐中空气用真空泵抽出,当压力至 -99.99 kPa 时停止抽气,充入高纯氮气使压力真空表指针回0位,连续反复3次,最后在罐内压力为 -99.99 kPa 的情况下,充入 N_2、H_2、CO_2,同时罐中催化剂钯粒可催化罐中残余的 O_2 和 H_2 化合成水。可用亚甲蓝检测厌氧罐中是否达到无氧环境。亚甲蓝在有氧的环境下呈蓝色,无氧时呈红色。临用前首先将亚甲蓝煮沸使变成无色。将其放入罐中先呈浅蓝色,待罐中无氧环境形成,亚甲蓝即可持续保持无色。

3.厌氧培养箱法

将厌氧培养物置于厌氧培养箱内进行培养。厌氧培养箱是迄今为止国际上公认的培养厌氧菌的最佳仪器之一。

4.焦性没食子酸法

该法用于厌氧不严格的厌氧菌的培养。焦性没食子酸与碱性溶液作用后,形成碱性没食子酸盐,在此反应过程中吸收氧气而造成厌氧环境。将焦性没食子酸粉末均匀地撒在含有纱布或滤纸的玻片上,然后再混入 $NaHCO_3$ 粉末或 $NaOH$ 溶液,迅速将已接种细菌的平板倒扣在上面,用溶化的白蜡封边,造成一个封闭空间,置恒温箱培养。

5.疱肉培养基

疱肉培养基是利用组织氧化耗氧的原理制备的常用的厌氧培养基之一。疱肉和肉汤装入大试管,液面封凡士林,再加一层石蜡,隔绝培养基与空气的接触。培养基中含有还原物质,这些还原物质可产生并维持培养基中的厌氧状态,通过穿刺的方法接种细菌。

注意事项

1. 氢气是危险易爆气体,使用氢气钢瓶充氢时,应严格按操作规程进行,切勿大意,以防事故。
2. 选用干燥器、针筒、厌氧罐或厌氧袋时,应事先仔细检查其密封性能,以防漏气。

3. 已制备灭菌的培养基在接种前应在沸水浴中煮沸 10 min，以消除溶解在培养基中的氧气。

4. 产气荚膜梭菌为条件致病菌，应防止其进入口和沾在伤口。

思考题

不同的细菌培养法各有何作用？

四、细菌生长现象的观察

将细菌接种到合适的培养基中，在适宜的条件下培养一定时间即可看到细菌在培养基中的生长现象，不同的细菌在不同培养基上有不同的生长现象。

实验目的

1. 掌握观察细菌的方法。

2. 熟悉细菌在液体、半固体、固体培养基中的生长现象。

实验材料

1. 培养基 液体培养基、半固体培养基、琼脂斜面培养基及固体培养基。

2. 菌种 各种细菌。

实验方法

按常规方法将各细菌接种于液体培养基、半固体培养基、琼脂斜面培养基及固体培养基中，置温箱 37℃培养 18 ～ 24 h，观察结果。

实验结果

（一）细菌在液体培养基中的生长现象

细菌在液体培养基中的生长现象与细菌对于氧气的需求和自身的比重相关，从培养基的混浊度（混浊、中度混浊、轻微混浊、透明）、有无沉淀（粉状、颗粒状、絮状）、有无菌膜（膜状、环状、皱状）来进行观察。若液体培养基呈均匀混浊生长，称为混浊生长，如大肠埃希菌；如细菌沉淀于液体底部，称为沉淀生长，如乙型溶血性链球菌；有的细菌如结核分枝杆菌在培养基表面生长形成薄膜，称为菌膜生长或表面生长。

（二）细菌在半固体培养基中的生长现象

半固体培养基主要用于观察细菌的动力，有鞭毛的细菌如大肠埃希菌能够沿着穿刺线向周围扩散，呈弥散或云雾状生长，穿刺线模糊。无鞭毛的细菌如痢疾杆菌只能沿穿刺线生长，穿刺线清晰。

（三）细菌在琼脂斜面培养基中的生长现象

细菌在琼脂斜面培养基上沿着接种线密集生长，连成一片，形成菌苔，观察菌苔的颜色、形态、气味及透明度等。

（四）细菌在固体培养基中的生长现象

将纯培养物接种在琼脂培养基表面，经一定时间培养后，单个细菌分裂繁殖成一堆肉眼可见的细菌集团，称为菌落。每一种细菌在一定条件下形成固定的菌落特征。不同种或同种在不同的培养条件下，菌落特征是不同的。这些特征对菌种识别、鉴定有一定意义。观察项目主要有：

1. 大小

菌落直径通常以 mm 表示。大菌落：直径为 4～6 mm 或大于 6 mm；中等菌落：直径 2～4 mm；小菌落：直径 1～2 mm；细小菌落：直径小于 1 mm。

2. 形状

如有圆形、卵圆形、叶状、不规则形、放射状等。

3. 颜色

有无色素及颜色如无色、白色、黄色、绿色、褐色等。

4. 表面

光滑或粗糙如光滑、粗糙、皱纹、颗粒状等；凸起或扁平如凸起、扁平、中心凹陷等；湿润或干燥。

5. 边缘

整齐、不整齐（可有颗粒样、羽毛样、锯齿状、毛发状等）。

6. 透明度

透明、半透明、不透明等。

7. 溶血性

在血琼脂平板上，根据细菌周围是否有溶血环，可分为完全溶血（β 型溶血）、不完全溶血（α 型溶血）和不溶血。

第四节　病毒的分离培养技术

病毒必须在活细胞内才能增殖。根据病毒的种类，选用敏感动物、鸡胚或接种组织细胞培养等方法进行病毒分离与鉴定。病毒分离培养是病毒生物学特性研究、疫苗制备、流行病学监测、病原学鉴别诊断和药物选择等方面的重要方法。

一、病毒的动物接种

动物接种是分离病毒较早应用的方法。本法现多已被组织培养法所取代，但因某些病毒对其敏感性强，或因根据科学研究制作动物模型的需要，至今仍有其重要性。

根据病毒的组织亲嗜性，选择对其敏感的动物以及合适的接种途径。分离病毒常用的动物有小白鼠、大白鼠、豚鼠、家兔、猴等，常用的接种途径有鼻腔、皮内、皮下、腹腔、脑内、静脉等。本实验以流行性乙型脑炎病毒给予小白鼠颅内接种。

实验目的

1. 熟悉动物接种的方法及用途。
2. 了解小白鼠颅内接种的操作过程。

实验材料

1. 流行性乙型脑炎病毒悬液 无菌取出流行性乙型脑炎病毒感染发病的鼠脑，用无菌生理盐水清洗后，置研磨器内，按体积比 1∶10 加 10% 脱脂奶生理盐水研磨成匀浆液。经 3000 r/min 离心沉淀 30 min，取上清液即为 10% 流行性乙型脑炎病毒悬液。

2. 3 周龄小白鼠。

3. 无菌 1 ml 注射器及 4 号针头、碘酊、75% 乙醇棉球等。

实验方法

1. 以左手将小白鼠头部和体部固定于台面。

2. 用碘酊、75% 乙醇棉球在小白鼠右眼、耳之间部位消毒。

3. 用 1 ml 注射器抽取流行性乙型脑炎病毒悬液，以右手持注射器，在小白鼠右眼与耳根连线的中点略偏耳的方向垂直刺入，进针以 2~3 mm 为宜（通过硬脑膜后阻力突然消失），不可刺入过深，缓慢推进 0.02~0.03 ml 病毒悬液。

4. 每天观察 2 次接种后的小白鼠。一般在感染 3~4 天后开始发病，小白鼠表现耸毛、食欲减退、活动迟钝、震颤、卷曲、尾强直，逐渐麻痹而死亡。

注意事项

1. 动物接种要选择病毒敏感的动物。
2. 要注意无菌操作。

思 考 题

动物接种在病毒学研究中有何主要用途？

二、病毒的鸡胚培养

鸡胚培养为常用的病毒培养方法之一。该法的主要优点是鸡胚来源充分，操作简便，管理容易，本身带病毒的情况少见。鸡胚对多种病毒敏感，如正黏病毒、副黏病毒、痘类病毒、疱疹病毒和某些嗜神经病毒等。通常选用孵化 9~14 天的鸡胚。常用的接种法有绒毛尿囊膜接种、尿囊腔接种、羊膜腔接种及卵黄囊接种（图 2-1-25）。根据各类病毒在鸡胚中的适宜生长部位选取适当的接种方法，病毒很容易增殖，目前主要用于病毒的分离、鉴定，抗原、疫苗的制备等。

实验目的

1. 熟悉鸡胚培养法的方法及用途。
2. 了解四种常用的鸡胚接种方法的操作过程及收获方法。

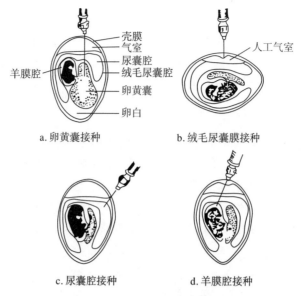

a.卵黄囊接种　　　　　b.绒毛尿囊膜接种

c.尿囊腔接种　　　　　d.羊膜腔接种

图 2-1-25　病毒的鸡胚培养法

实验材料

1. 新鲜的白色薄壳受精鸡卵。

2. 病毒　单纯疱疹病毒、流行性感冒病毒、乙型脑炎病毒。

3. 碘酊、75% 乙醇棉球、无菌生理盐水、无菌蜡油、无菌 1ml 注射器、蛋架、温箱、检卵灯、无菌刀尖、无菌剪刀、无菌镊子、无菌透明胶带、橡皮乳头、无菌平皿、无菌试管等。

实验方法

（一）鸡胚的准备

1. 选择新鲜受精鸡卵，用 75% 乙醇棉球擦干净蛋壳，横放于蛋架上，置于 38～39℃温箱内孵育，箱内保持相对湿度 40%～70%，每天翻动 1～2 次。

2. 第 4 天起，用检卵灯观察鸡胚发育情况，淘汰未受精卵（只见模糊的卵黄黑影，不见鸡胚形迹），继续孵育活胚（可见清晰的血管和鸡胚的暗影，转动鸡胚可见胚影活动）。以后每天观察 1 次，若出现胚动呆滞或无胚动、胚影固定于卵壳或血管昏暗模糊者，表明鸡胚将死或已死，需随时淘汰。生长良好的鸡胚一直孵育到适当的胚龄。

（二）卵黄囊接种（图 2-1-25a）

1. 取 5～8 天鸡胚，在检卵灯下标记气室及胎动位置，垂直放于蛋架上，气室端向上。

2. 消毒气室中央，用无菌刀尖打一小孔。

3. 以无菌 1 ml 注射器吸取乙型脑炎病毒液，自小孔处刺入，对准胚胎对侧，垂直接种于卵黄囊内，深度 3 cm 左右，注入病毒液 0.2～0.5 ml。

4. 以无菌透明胶带封口，置于 37℃温箱孵育，每天检卵并翻动 2 次。

5. 取孵育 24 h 以上濒死的鸡胚，于无菌气室端开窗，用镊子提起卵黄蒂，挤去卵黄液，用无菌生理盐水洗去卵黄囊上的卵黄液后，将卵黄囊置于无菌平皿内，低温保存，备用。

（三）绒毛尿囊膜接种（图 2-1-25b）

1. 取孵育 10～12 天的鸡胚，在检卵灯下标记气室界限。将胚卵竖直放于蛋架上，气室端朝上，用碘酊消毒注射点和气室部位卵壳，再用 75% 乙醇脱碘。

2. 用无菌刀尖在气室部卵壳上开一三角形窗（每边 0.5～0.6 cm），同时在气室顶部打一小孔。

3. 用无菌镊子挑去卵壳，在壳膜上滴 1 滴生理盐水，用针尖小心地划破壳膜，但注意切勿伤及紧贴在下面的绒毛腺囊膜，此时生理盐水自破口处流至绒毛尿囊膜，以利于两膜分离。

4. 用橡皮乳头从气室小孔吸气，可见盐水被吸下，绒毛尿囊膜下沉，去壳膜后可见壳膜与尿囊膜之间形成人工气室。

5. 以无菌 1ml 注射器吸取 0.2～0.5 ml 单纯疱疹病毒液滴于绒毛尿囊膜上，用无菌透明胶带封闭注射口，置 37℃ 温箱孵育 4～5 天。

6. 孵育 2 天后，若鸡胚活动减弱，血管昏暗模糊，处于濒死状态时，即取出置 4℃ 冰箱；如不死亡，经 4～5 天再放入冰箱过夜后取出。消毒卵壳，除去透明胶带，扩大气窗。观察绒毛尿囊膜上是否出现白色斑点。白色斑点为病毒在绒毛尿囊膜细胞中生长所形成的病变。若出现白色斑点，剪下有病变的绒毛尿囊膜，经固定，可长期保存。

（四）尿囊腔接种（图 2-1-25c）

1. 取孵育 9～11 天的鸡胚，在检卵灯下检查鸡胚生活的情况，标记气室界限，在胚胎面与气室交界略近气室端或在胚胎的对侧，避开大血管做一直径为 1 mm 的小圆圈，作为注射点。

2. 用碘酊消毒注射点和气室顶端，再用 75% 乙醇脱碘。用无菌刀尖在消毒处卵壳上打一小孔。

3. 用无菌 1 ml 注射器抽取流行性感冒病毒悬液 0.1～0.2 ml，从小孔处刺入约 0.5 cm 进行注射。

4. 注射完毕后，用无菌透明胶带封闭注射入口。放于蛋架上置 33～35℃ 温箱孵育。

5. 每日检查鸡胚生活情况。鸡胚在接种后 24 h 内死亡者为非特异性死亡，应弃之。存活鸡胚孵育 48～72 h 后取出，置 4℃ 冰箱过夜。

6. 次日取出鸡胚。消毒气室端卵壳，用无菌剪刀击破气室端卵壳，用无菌镊子在无大血管处撕破卵膜，以无菌毛细血管吸取尿囊液，放入无菌试管中，备用。

（五）羊膜腔接种（图 2-1-25d）

1. 取 12 天龄鸡胚，在检卵灯下标记气室及胎动位置。

2. 消毒气室部卵壳，用无菌刀尖在气室顶部无大血管处开方形窗（每边长约 1 cm），注意勿划破壳膜。

3. 用无菌镊子挑去卵壳和壳膜。滴 2 滴无菌石蜡油于下一层壳膜上。石蜡油在壳膜上散开，膜变透明，在检卵灯照射下，整个鸡胚明显可见。

4. 用无菌尖头镊子，两叶并拢，刺穿下层壳膜和绒毛尿囊膜没有血管的地方，并夹住羊膜，轻轻地将其从绒毛尿囊膜破裂处拉出。

5. 左手用另一把无菌镊子夹住拉出的羊膜，右手持 1 ml 已吸取 0.2～0.5 ml 流行性感冒病毒液的无菌注射器，刺入羊膜腔内，注入流行性感冒病毒液 0.1～0.2 ml。

6. 用镊子将羊膜轻轻送回原位，用无菌透明胶带封闭气室端开窗，置 37℃温箱孵育 3～5 天。

7. 收获时，消毒卵壳，除去透明胶带。剪去壳膜及绒毛尿囊膜，吸弃尿囊液，夹起羊膜，用细头毛细吸管插入羊膜腔，吸出羊水，放入无菌试管内，低温保存，备用。

注意事项

1. 注意无菌操作。

2. 不同的病毒，应选择鸡胚中适宜生长的部位进行接种。

思 考 题

常见哪些病毒使用鸡胚培养？

三、病毒的组织细胞培养

组织培养法是目前培养病毒应用最广泛的方法。其优点是经济实用，易管理和控制，结果正确敏感。组织培养法是用离体的活组织或活细胞来培养病毒，有三种基本类型，即器官培养、移植培养和细胞培养。通常用原代细胞（如人胚肾细胞、猴胚肾细胞、人胎盘羊膜细胞、人胚二倍体细胞、鸡胚细胞）、传代细胞（如 Hela 细胞、HED-2 和 KB 细胞）及二倍体细胞等培养。

病毒感染细胞后，大多数能引起细胞病变，无需染色即可直接在光学显微镜下观察。有的细胞不产生病变，但能改变培养液的 pH 值，或出现红细胞吸附现象，有时还可用免疫荧光技术检查细胞中的病毒和细胞变化。本实验采用鸡胚细胞培养法和 Hela 细胞培养法。

实验目的

1. 掌握原代单层细胞培养技术和传代细胞培养技术。

2. 熟悉病毒感染细胞后出现的细胞病变（CPE）效应。

3. 了解 50% 组织细胞感染量（$TCID_{50}$）的测定。

实验材料

1. 鸡胚（9～11 天）。

2. 2.5 g/L 胰蛋白酶溶液、Hanks 液、小牛血清、5.6% $NaHCO_3$ 溶液、台盼蓝染液、抗生素溶液（含双抗）。

3. 血细胞计数板、微量移液器、96 孔培养板、水浴箱、5% CO_2 孵箱、倒置显微镜、无菌小刀、剪刀、镊子、毛细吸管、大口吸管、培养瓶、平皿、小烧杯、小试管、橡皮吸头等。

实验方法

（一）鸡胚细胞培养法

1. 取 9～11 天龄鸡胚放于蛋架上，用碘酊、75% 乙醇消毒气室部，用剪刀剪去气室部卵壳，用无菌弯头镊轻轻取出鸡胚放于无菌平皿。

2. 去除鸡胚的头、爪、内脏及骨骼，用 Hanks 液洗 3 次，以去除残存血液，然后将鸡胚组织移入小烧杯内，用眼科剪将胚组织剪成 1 mm³ 大小组织块，用含双抗的 Hanks 液洗 2 次。

3. 胰酶消化　吸弃上清洗液。根据下沉的鸡胚组织块量的多少，加入 5 倍量的 2.5 g/L 胰酶溶液（每个鸡胚需加胰酶 10～15 ml），塞好瓶口，置 37℃ 水浴箱消化 15～30 min，吸弃胰酶液，用冷 Hanks 液洗 1～3 次，以去除残存胰酶。

4. 分散细胞　吸尽 Hanks 液后，加入 10 ml 不含血清的营养液，用大口吸管反复吹打细胞悬液（30～50 次），使细胞充分分散，再将细胞悬液通过不锈钢筛网。

5. 细胞计数　吸取 0.1 ml 细胞悬液与 0.8 ml Hanks 液、0.1 ml（0.4%）台盼蓝染液混匀于小试管中。吸取该溶液少许滴入血细胞计数板内，按白细胞计数法数出 4 个大方格内活细胞（未染蓝色的）总数，用下列公式计算每毫升细胞数：

$$细胞数/ml =（4 个大方格细胞总数/4）\times 10\,000 \times 稀释倍数（10）$$

6. 细胞分装培养　经台盼蓝拒染试验证明活细胞数必须在 90% 以上，方可分装。根据细胞计数，用生长液将细胞浓度调至 $3 \times 10^5 \sim 5 \times 10^5$ 个/ml 后，分装于培养瓶内。然后，将培养瓶平放于 5% CO_2 孵箱内 37℃ 孵育，一般 4 h 可使细胞贴壁，2～3 天后可于倒置显微镜下看到成片的单层成纤维样细胞。

（二）Hela 细胞培养法

1. 选择生长良好的 Hela 细胞一瓶，轻轻摇动使细胞表面的碎片等浮起，连同生长液一起倒入废液瓶内，再用 Hanks 液洗涤 1 次。

2. 从无细胞面一侧加入适量（能覆盖细胞面）的 2.5 g/L 胰蛋白酶溶液，翻转培养瓶，使消化液浸没细胞至肉眼看到细胞面出现布纹状网孔为止。

3. 吸弃胰酶，沿细胞面加入原培养液 2 倍量的不含小牛血清的营养液洗细胞，并用吸管用力吹打数次，使其脱壁、分散，成为均匀的细胞悬液，补加 10% 小牛血清，按 1 传 2 分装培养瓶。

4. 将培养瓶平放于 37℃、5% CO_2 孵箱内培养，于分装后 30 min 细胞便可贴壁，于 48 h 后换生长液 1 次，一般 3～4 天可形成单层细胞。形成单层细胞后，换维持液供感染病毒等试验用。

附录　组织细胞接种病毒方法及细胞病变观察

1. 预先将 96 孔培养板设计好，并做好标记。用微量移液器将细胞悬液加入微孔中，每孔 100 μl。将培养板置于 37℃、5% CO_2 孵箱中孵育 18～24 h，使细胞长成单层细胞。

2. 稀释病毒液　取无菌小试管 10 支，并依次编号。向各管分别加入含 2% 小牛血清的维持液 2.7 ml，然后向第 1 管中加水痘 - 带状疱疹病毒液 0.3 ml，反复混合 3 次。换一新吸管，从第 1 管内吸取病毒液 0.3 ml 加入第 2 管内，反复混合 3 次。再换一支新吸管，从第 2 管内吸取病毒液 0.3 ml 加入第 3 管内，反复混合 3 次。依次类推，将待测的病毒液做连续 10 倍稀释，使病毒稀释为 10^{-1}、10^{-2}、10^{-3}…10^{-10} 等。

3. 病毒接种　将长好单层细胞的培养板各孔培养液全部倾弃，用微量移液器将各稀释度的病毒液从低浓度开始，依次加入各微孔中，每个稀释度的病毒液平行加 4 孔，每孔 100 μl。细胞对照孔不加病毒液，只加维持液。将培养板置 37℃ 5% CO_2 孵箱中孵育。

4. 观察结果　于孵育后 18 h、24 h、36 h、96 h 在倒置显微镜下观察细胞病变（CPE）效应，病毒可引起细胞圆缩、堆聚及脱落现象。观察整个"单层区"，以发生 CPE 的细胞比例表示其程度，并以下列符号记录结果：

－：无 CPE。

＋：1/4 以下的细胞有 CPE。

＋＋：1/2 的细胞有 CPE。

＋＋＋：1/2～3/4 的细胞有 CPE。

＋＋＋＋：3/4 以上的细胞有 CPE。

其中以＋＋以上者判为阳性。

5. 计算 $TCID_{50}$　通常按 Reed-Muenchi 法计算 $TCID_{50}$，见表 2-1-1。

表 2-1-1　Reed-Muenchi 法计算 $TCID_{50}$

病毒稀释度	细胞培养		累计孔数		阳性率	
	病变孔	接种孔	阳性	阴性	感染比例	感染百分数（%）
10^{-3}	4	4	9	0	9/9	100
10^{-4}	3	4	5	1	5/6	83
10^{-5}	2	4	2	3	2/5	40
10^{-6}	0	4	0	7	0/7	0

由表 2-1-1 可知，该病毒的 $TCID_{50}$ 介于 10^{-5}～10^{-4} 两个稀释度之间，两个稀释度之间的距离比例为：

距离比例＝（高于 50% 感染百分数 −50%）/（高于 50% 感染百分数 − 低于 50% 感染百分数）＝（83−50）/（83−40）＝0.767（约等于 0.8）

高于 50% 感染百分数的病毒稀释度的对数（即 $lg10^{-4}$）＝−4.0，故 $TCID_{50}$＝4.0＋0.8＝4.8（即 $lg10^{-4.8}$），也就是说，此病毒稀释度为 $10^{-4.8}$，可使 50% 的细胞感染。

注意事项

1. 要注意无菌操作。
2. 不同的病毒，选择不同的细胞进行接种。

思 考 题

1. 病毒感染细胞后 CPE 如何？
2. 原代细胞、二倍体细胞、传代细胞有何特点？分别有何用途？

第五节　线虫常用检查方法与形态学观察

一、似蚓蛔线虫（蛔虫）

实验目的

1. 掌握蛔虫受精卵与未受精卵的形态特点。
2. 掌握粪便直接涂片检查法。
3. 熟悉成虫的一般形态和内部结构。
4. 了解蛔虫致病的病理标本。

实验材料

1. 影视教学光盘。
2. 载玻片、盖玻片、生理盐水、竹签、显微镜。
3. 蛔虫虫卵玻片标本、蛔虫成虫及病理液浸标本。

实验原理

为了不改变涂片的渗透压而破坏活的病原体，采用生理盐水作为粪便的稀释剂，使与粪便粘在一起的病原体，通过生理盐水的涂抹稀释作用，成为单个物体分散在涂片中，这样既不妨碍透光作用，又能暴露病原体的形态结构，便于在镜检中识别它们。

实验方法

（一）粪便直接涂片检查法（生理盐水涂片法）

1. 取洁净载玻片一张，在玻片中央滴 1~2 滴生理盐水。
2. 用小木棒挑取黄豆大小的粪便少许，在载玻片的生理盐水中涂匀成粪膜，加盖玻片，镜检。加盖玻片时先将盖玻片的一端接触液面，然后轻轻放下，若盖玻片一端还有多余的液体，可再加盖一个盖玻片。加盖玻片时应注意避免产生空泡。
3. 粪膜的厚度以透过粪膜可以看到载玻片下的教材上的字迹为宜。
4. 镜检前，先将光线调至合适的亮度，光线不宜过亮或过暗。一般来说，线虫卵色彩较淡，镜检时视野宜稍暗一些（聚光器下移）。先在低倍镜下观察，每个视野都要详细搜寻。为了避免遗漏，可以按一定方向推进搜寻。遇到疑似的虫卵结构再转换成高倍镜仔细辨认。注意虫卵与粪便异物的区别。虫卵都具有一定形状和大小，大部分卵壳表面光滑整齐，具固有的色泽；卵内含卵细胞或幼虫。

（二）标本观察

1. 受精蛔虫虫卵（玻片标本）

呈宽椭圆形，大小平均约为 60 μm×45 μm，卵壳外常有一层凹凸不平的蛋白质膜，被胆汁染成棕黄色，卵壳较厚、光滑，无色透明，壳内有一个大而圆的卵细胞，其两端卵壳与卵细胞之间有新月形空隙，卵细胞发育或分裂后，新月形空隙逐渐消失（图 2-1-26）。

2. 未受精蛔虫虫卵（玻片标本）

一般呈长椭圆形，有时其形态不甚规则，大小平均约为 90 μm×40 μm，蛋白质膜及卵壳较受精卵为薄，卵内充满大小不等的屈光颗粒（图 2-1-27）。

3. 脱蛋白质膜蛔虫虫卵（玻片标本）

蛔虫虫卵壳周围蛋白质膜脱落后，成为无色透明的脱蛋白质膜虫卵。观察时应注意与钩虫虫卵、蛲虫虫卵及植物细胞等区别，同时注意显微镜光线不要太强（图 2-1-28）。

4. 感染期蛔虫虫卵（玻片标本）

在镜下观察到卵内系一条发育成卷曲状的线形幼虫，其他同受精蛔虫虫卵（图 2-1-29）。此类虫卵可在被粪便污染的土壤或蔬菜上查见。

5. 蛔虫成虫（液浸标本）

蛔虫成虫标本保存于 5% 福尔马林液中，用肉眼或放大镜观察其大体外形。蛔虫为大型线虫，长 15～35 cm，活时呈肉红色，经福尔马林液固定后，呈灰白色。虫体长圆柱形，似蚯蚓，两端较细、稍尖，而头端更为明显。其顶部有唇瓣 3 片。体表光滑，有横纹及 4 条颜色

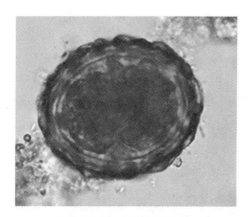

图 2-1-26　受精蛔虫虫卵

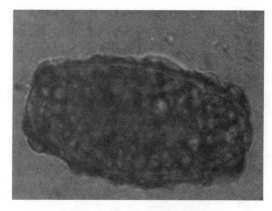

图 2-1-27　未受精蛔虫虫卵

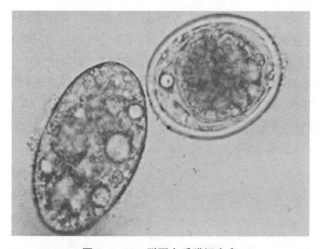

图 2-1-28　脱蛋白质膜蛔虫卵

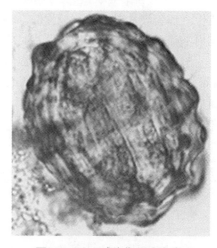

图 2-1-29　感染期蛔虫虫卵

稍深的纵线，其中以两侧线最为明显。雌虫大于雄虫，雌虫尾端尖直，雄虫尾端向腹面卷曲。

6.蛔虫成虫解剖标本（液浸标本）

用肉眼观察虫体内的消化器官和生殖器官。

（1）消化器官　简单，位于虫体正中线上，系一较粗的直管（主要为中肠）。

（2）雌虫生殖器官　为较发达、细长盘曲的管状结构，双管型，末端最细部分为卵巢，依次膨大的为输卵管、子宫，两子宫末端汇合成阴道，阴门开口于虫体腹面前 1/3 与中 1/3 交界处。肉眼观察可见各部分界不明显。

7.病理标本（液浸标本）

（1）蛔虫性肠梗阻　蛔虫扭结成团，完全或部分阻塞肠道。

（2）蛔虫性阑尾炎　可见蛔虫钻入阑尾。

（3）胆道蛔虫病　可见蛔虫钻入胆道、胆囊，严重者可见钻入肝。

注意事项

1.检查的粪便要新鲜。

2.在挑取粪便时要适量，太少可能检查不出虫卵，太多则可能影响观察视野的光线，也不易看出虫卵。

3.制备好的涂片不能干燥，否则不易观察虫卵。

4.检查过程中应注意不要污染实验台或其他设施。检查完的涂片标本要放在指定的地方集中处理。

5.通常在低倍镜下观察虫卵标本，必要时可转高倍镜下观察，主要从虫卵的形状、大小、颜色、卵壳厚薄、卵内含物及特殊结构等方面进行观察。由于虫卵形态有一定的多态性，故应仔细辨认多个虫卵，以掌握其主要形态特征。

思 考 题

1.绘制蛔虫虫卵图。

2.如何确诊蛔虫感染？在送检标本中没有发现蛔虫虫卵可能是什么原因？能否排除蛔虫感染？刚从宿主体内排出的蛔虫虫卵具有较强的感染力，此说法是否正确？为什么？

二、毛首鞭形线虫（鞭虫）

实验目的

1.掌握鞭虫虫卵的形态特点。

2.熟悉成虫的一般形态和内部结构。

3.了解鞭虫的病理标本。

实验材料

1.影视教学光盘。

2.鞭虫虫卵玻片标本、鞭虫成虫及病理液浸标本。

实验方法

（一）粪便直接涂片法（生理盐水涂片法）

见似蚓蛔线虫实验方法部分。

（二）标本观察

1. 鞭虫虫卵（玻片标本）

用粪便直接涂片或玻片标本，低倍镜下寻找虫卵，找到后再用高倍镜观察其形态特征。虫卵呈纺锤形或腰鼓形，棕黄色，壳较厚，两端各有一透明塞状突起，大小平均约为 50 μm×20 μm。虫卵随粪便排出时，内有一个尚未分裂的卵细胞（图 2-1-30）。

2. 鞭虫成虫（液浸标本）

肉眼观察虫体长 30～50 mm，前端细长，约占体长的 3/5，后端较粗，似马鞭状。雌虫粗大，尾端直而钝圆。雄虫细小，尾端向腹面呈环状卷曲。

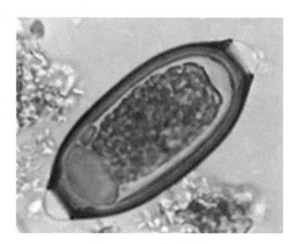

图 2-1-30　鞭虫虫卵

3. 病理标本（液浸标本）

鞭虫寄生于结肠壁（注意鞭虫的寄生方式）。从病变的肠壁上虫体及寄生处，肉眼可见以虫体为中心的肠壁组织呈环形隆起、充血。虫体后 1/3 粗端游离在肠壁外，虫体前 2/3 细端插入肠黏膜内。在临床实际工作中，千万不要强行拉拽虫体，以免虫体拉断，虫体细端残留在肠壁内，加重肠壁炎症症状。

思 考 题

1. 绘制鞭虫虫卵图。
2. 鞭虫和蛔虫的生活史有何异同？

三、蠕形住肠线虫（蛲虫）

实验目的

1. 掌握蛲虫虫卵的形态特点。
2. 掌握蛲虫虫卵检查法（肛周查虫法、透明胶纸法、棉签拭纸法）。
3. 熟悉主要诊断蛲虫病的技术方法、成虫的一般形态和内部结构。

实验材料

1. 影视教学光盘。
2. 蛲虫虫卵玻片标本及蛲虫成虫液浸标本与玻片染色标本。

实验方法

（一）肛周查虫法

用于检查蛲虫。根据雌蛲虫在夜间爬出宿主肛门的特性，检查者可在患者熟睡后 1h，将其肛门暴露，在电筒照明下仔细观察肛门周围，如发现白色小虫，可用透明胶纸黏附后贴于载玻片上镜检。也可用镊子夹取，投入有生理盐水的试管中，蛲虫会产卵于生理盐水中，再将此虫转入有 70% 乙醇的小瓶内，虫体被固定后镜下观察虫体，做进一步鉴定。也可在次日将生理盐水离心，取沉渣，镜检虫卵，虫卵形态更有助于虫体鉴定。

（二）透明胶纸法

1. 基本原理

蛲虫雌成虫在患者肛周及会阴部皮肤上产卵，故利用胶纸粘取虫卵进行检查。

2. 材料准备

宽 2 cm 透明胶纸带、载玻片、特种铅笔、显微镜。

3. 操作方法

将宽 2 cm 的透明胶纸带剪成长约 6 cm 的小段，将一端向胶面折叠约 0.5 cm，再贴在干净的载玻片上。载玻片一端写受检者姓名、编号等。检查时将胶纸揭下，用胶面粘贴受检者肛门周围皮肤，然后将胶面平铺于载玻片上，低倍镜下检查。

4. 注意事项

（1）清晨起床后，在未排便之前检查。

（2）胶纸与载玻片之间有许多气泡时，镜检前可揭起胶纸，滴少量生理盐水后将胶纸平铺再镜检。

（三）棉签拭纸法

1. 基本原理

湿棉签对肛周虫卵有黏附作用。

2. 材料准备

玻璃离心管、生理盐水、竹签、显微镜、吸管、离心机。

3. 操作方法

先将棉签用生理盐水浸透，挤去过多的水分，在受检者肛周和会阴部皮肤擦拭后，将此棉签放入盛有清水的离心管中，充分搅动，取出棉签，经离心沉淀（1500 r/min，离心 2 min）后倒去离心管中的上清液，吸沉渣，镜检。也可将擦拭肛周的棉签放入盛有饱和盐水的试管或青霉素小瓶中，充分搅动，使虫卵洗入盐水中，迅速提起棉签，在试管内壁挤去盐水后弃之。再加饱和盐水至管口，并按饱和盐水浮聚法操作检查。该法与透明胶纸法的检出率相近，但手续较繁。

（四）标本观察

1. 蛲虫虫卵（玻片标本）

镜下观察时,视野光线宜稍暗。虫卵大小为（50 ~ 60）μm ×（20 ~ 30）μm,略呈椭圆形,一侧较扁平,另一侧稍隆起,由不等面三角形体组成。卵壳较厚,无色透明,内有一卷曲幼虫(图2-1-31)。

2. 蛲虫成虫(液浸标本)(图 2-1-32)

患者经驱虫后由其粪便中收集雌、雄成虫,或者在受感染儿童入睡时,可从肛周检获雌性蛲虫,保存于 10% 甲醛溶液中。肉眼观察,蛲虫为小型线虫,虫体呈乳白色,雌虫长约 1cm,中部膨大,尾端长而尖直。雄虫细小,长 0.2~0.5 cm,尾端向腹面卷曲,常呈"6"字形。

3. 蛲虫成虫(玻片染色标本)(图 2-1-32)

低倍镜下观察。

(1)头翼 系虫体前端两侧的角皮向外突出的翼状结构,呈透明泡状,上有横纹。

(2)咽管与咽管球 系从虫体前端向后伸展的管状构造,染色较深处为咽管(食管),其末端膨大呈球形,称咽管球(食管球)。

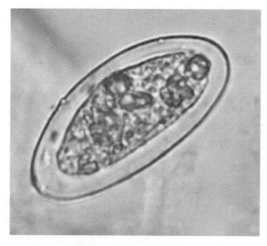

图 2-1-31 蛲虫虫卵

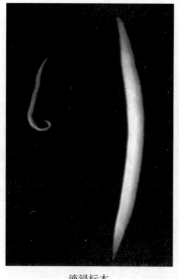
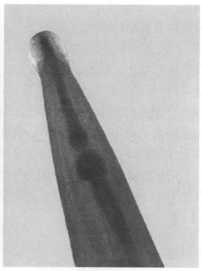

液浸标本　　　　　　　　染色标本

图 2-1-32 蛲虫成虫

1.绘制蛲虫虫卵图。

2.蛲虫寄生在肠道，为什么不用粪便做常规检查?

四、十二指肠钩虫和美洲钩虫（钩虫）

实验目的

1.掌握钩虫虫卵的形态特点、两种钩虫的形态鉴别。

2.掌握饱和盐水浮聚检查法。

3.熟悉钩蚴培养法。

实验材料

1.影视教学光盘。

2.钩虫虫卵玻片标本及两种钩虫成虫液浸标本（病理标本）。

实验方法

（一）饱和盐水浮聚法

见第三篇第一章第十节粪便标本中寄生虫虫卵的检查。

（二）钩蚴培养法

1.基本原理

创造钩虫虫卵发育为钩蚴的条件，并利用钩蚴向湿性的特点浓集钩蚴。

2.材料准备

滤纸条、竹签、1 cm×10 cm 试管、铅笔、冷开水、放大镜、培养箱。

3.操作方法

取 1 cm×10 cm 试管 1 支,加入冷开水约 1 ml,将滤纸剪成与试管等宽但较试管稍短的"T"形纸条，横条部分用铅笔写受检者姓名。取蚕豆大小粪便，均匀涂在纸条上 2/3 部分，将纸条插入试管，下端浸入水中（注意勿使粪便混入水中），加塞，置于 20～30℃条件下培养。培养过程中每天用滴管沿管壁滴入冷开水，以补充管内蒸发掉的水分，加水时勿冲在粪膜上。5天后用肉眼或放大镜检查试管底水中有无钩蚴。钩蚴虫体透明，作蛇形活动。如为阴性，应继续培养至第 7 天；如气温太低，可将培养管放入温水（30℃左右）中数分钟后，再行观察。如需做虫种鉴定，可吸取培养管底部的沉淀物滴于载玻片上，镜下观察。

（三）标本观察

1.钩虫虫卵（玻片标本）

取患者的新鲜粪便或虫卵保存液，用生理盐水直接涂片，或用饱和盐水浮聚法收集虫卵。低倍镜下找到后换用高倍镜，视野光线宜暗，否则易漏检。虫卵呈椭圆形，大小与受精蛔虫虫卵近似，卵壳较薄，无色透明。多数新鲜粪便中的虫卵内多含 2～4 个卵细胞，卵细胞与卵壳之间有明显的空隙。若便秘或粪便放置时间较长，卵内细胞可分裂增多或形成幼虫，此时空隙不易看清（图 2-1-33）。两种钩虫虫卵形态相似，普通光镜下不易区分。

2. 钩虫成虫（液浸标本）

肉眼观察。虫体长约 1 cm，头端弯曲，雌虫略大，雄虫尾端膨大呈交合伞。十二指肠钩虫比美洲钩虫粗大。十二指肠钩虫的头端与尾端均向背侧弯曲呈 "C" 形（图 2-1-34）。美洲钩虫的头端向背侧弯曲，尾端向腹侧弯曲略呈"S"形（图 2-1-35）。

3. 钩虫成虫口囊（玻片标本）

低倍镜观察。口囊位于虫体顶端，为卵圆形，由于钩虫头部向背侧仰曲，所以口囊上缘为腹侧（图 2-1-36）。

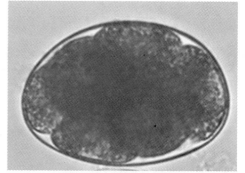

图 2-1-33　钩虫虫卵

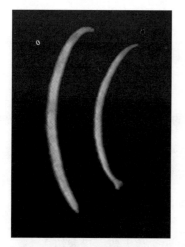

图 2-1-34　十二指肠钩虫

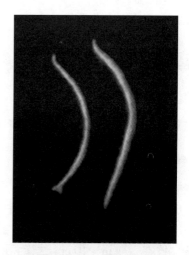

图 2-1-35　美洲钩虫

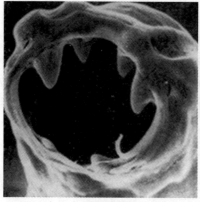

十二指肠钩虫

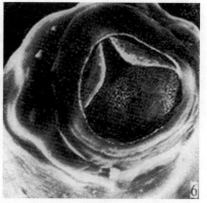

美洲钩虫

图 2-1-36　十二指肠钩虫和美洲钩虫口囊

4.钩虫成虫交合伞（玻片标本）

交合伞是钩虫雄虫尾端角皮延伸膨大而形成的，内有肌肉性指状辐肋支撑，犹如一把伞，在交配时有固定雌虫的作用。十二指肠钩虫交合伞顶面观略圆（侧面观，其宽大于长），背辐肋由远端分 2 支，每支又分为 3 小支，交合刺 2 根，末端分开；美洲钩虫交合伞略扁，似扇形（侧面观是圆形，即长宽相等），背辐肋在基部开始分，2 支，每支又分 2 小支，交合刺 2 根，一根末端形成倒钩，常与另一根合并（图 2-1-37）。

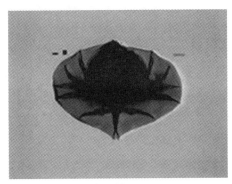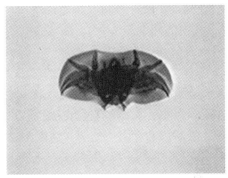

十二指肠钩虫　　　　　　　　　　　　　美洲钩虫

图 2-1-37　十二指肠钩虫和美洲钩虫交合伞

5.丝状蚴（玻片标本）

杆状蚴长 0.23～0.4 mm，口孔开放，咽管占体长的 1/3，前端较粗，中段较细，后端膨大呈球状。丝状蚴长 0.5～0.7 μm，口孔封闭，口腔内角质层增厚呈矛状，称咽管矛，咽管长约占体长的 1/5，体表多披有鞘膜，为第二期杆状蚴留下的外皮层，在头端及弯曲处较明显。

6.病理标本

（1）犬钩虫成虫寄生于小肠（液浸标本）　肉眼观察钩虫寄生状态，并可见到钩虫咬附部位，多灶位点状出血。

（2）钩蚴性皮炎（照片）　可见钩虫幼虫在钻入皮肤进入体内过程中，首先对皮肤的损害作用，表现为皮肤表面的红色丘疹、水疱、脓疱。

思考题

1.绘制钩虫虫卵图。

2.诊断钩虫感染，除采用粪检虫卵方法外，还有何检查方法？

五、旋毛虫线虫（旋毛虫）

实验目的

1.掌握旋毛虫幼虫囊包的形态特征。

2.熟悉旋毛虫病的诊断方法。

实验材料

1. 影视教学光盘。
2. 旋毛虫幼虫囊包肌肉病理切片标本及旋毛虫成虫玻片染色标本。

实验方法

1. 旋毛虫幼虫囊包肌肉病理切片标本

低倍镜观察，在肌纤维间寻找梭形囊包。囊包外有两层囊壁，其长度与肌纤维平行，囊内含 1～2 条盘曲的幼虫。

2. 旋毛虫成虫玻片染色标本

低倍镜观察。虫体细小，越近前端越细，咽管总长占体长的 1/3～1/2，咽管开始为毛细管形，其后逐渐膨大，后又变为毛细管状。一列圆盘状杆细胞环绕于后段咽管背面，肛门在尾端。雄虫小于雌虫，体末端有两叶交配附器。雌虫尾部钝圆，子宫内充满虫卵，越接近后段，发育越成熟，在后段和近阴道处则含幼虫，阴门开口于虫体前 1/5 处。

思 考 题

1. 绘制旋毛虫幼虫图。
2. 简述旋毛虫对人体的综合性危害。
3. 在没有病原学依据时，还可以通过哪些途径对旋毛虫病做出临床诊断？

六、班氏吴策线虫与马来布鲁线虫（丝虫）

实验目的

1. 掌握班氏微丝蚴、马来微丝蚴的形态特征。
2. 掌握厚血膜法的操作方法。
3. 熟悉两种丝虫成虫的形态特点。
4. 了解中间宿主蚊的种类。

实验材料

1. 影视教学光盘。
2. 微丝蚴玻片标本、丝虫成虫液浸标本。

实验方法

（一）厚血膜法查微丝蚴

1. 基本原理

丝虫微丝蚴周期性地出现在人体外周血中，经制片、染色、镜检可鉴别丝虫微丝蚴的种类。

2. 试剂器材

75% 乙醇棉球、采血针、载玻片、pH 7.0～7.2 PBS 缓冲液、姬氏染液、显微镜等。

3.操作方法

（1）采血 采血时间应在夜间 9 时至翌晨 2 时为宜。采血量多，则检获率也高。采血方法与疟原虫检查的相同。

（2）制片 从耳垂或指间取血 3 大滴（约 60 ml），滴在干净的载玻片中央，用另一载玻片一角将血液涂成 1.5 cm×2.5 cm 长方形或直径 1.5～2.0 cm 的圆形厚血膜。血膜边缘应整齐，厚薄均匀。自然晾干（注意防止落上灰尘或被昆虫舔食）后，加水溶血，即可镜检。

（3）染色 如需鉴定虫种，血膜片应经染色后镜检。染色方法有瑞氏染色和姬氏染色，具体操作见疟原虫检查。

（4）镜检 溶血后的血膜片，可直接镜检微丝蚴。低倍镜下微丝蚴为细长、无色透明、头端钝圆、尾端尖细的呈不同形状弯曲的虫体，其粗细、大小相似。应注意与棉纤维区别，棉纤维长短、粗细不等，两端呈折断状，内部常有纵行条纹。染色后的血膜片可进一步在高倍镜或油镜下观察虫体内部特征结构，鉴别虫种。

（二）标本观察

1.微丝蚴（玻片标本）

先用低倍镜寻找，见许多蓝色、边缘光滑整齐、丝状弯曲的虫体，再转换高倍镜或油镜，观察其鞘膜，头隙（头部无体核部位）长宽比例，体核的形状、大小、排列，有无尾核，以确定其虫种。

（1）班氏微丝蚴 大小为（244～296）μm×（5.3～7.0）μm，体态弯曲自然柔和，虫体前端钝圆，后端尖细，体表外披一层鞘膜（有时已脱落），在虫体前、后端最为明显。体内有许多被染成蓝色的体核，呈圆形或椭圆形，大小均匀，排列疏松，相互分离，清晰可数，头隙长度与宽度相等或略小，无尾核（图 2-1-38）。

（2）马来微丝蚴 大小为（177～230）μm×（5～6）μm，虫体弯曲硬直，大弯上有小弯。体核呈长椭圆形，大小不等，相互重叠，不易分清。头隙较长，长宽之比约为 2：1。尾部有两个尾核，前后排列，尾核处虫体较膨大（图 2-1-38）。

2.丝虫成虫（液浸标本）

肉眼观察成虫大小及形态特征。虫体细长，表皮光滑，乳白色，如丝线状。雌虫较长，

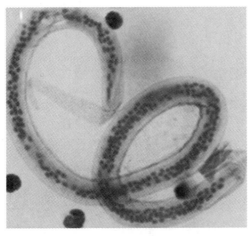
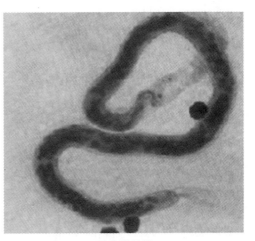

班氏微丝蚴　　　　　　　　　　　　　　马来微丝蚴

图 2-1-38　班氏微丝蚴和马来微丝蚴

尾端钝圆；雄虫较细短，尾端向腹面卷曲二至三圈。

3.病理标本

乳糜尿（瓶装）、下肢象皮肿（照片）、阴囊象皮肿（照片）。

思 考 题

1.绘制班氏微丝蚴、马来微丝蚴图。

2.输入含有微丝蚴的血液后能否引起丝虫病？为什么？

3.如何诊断丝虫病？为什么要这么做？

第六节 吸虫常用检查方法与形态学观察

一、华支睾吸虫

实验目的

1.掌握华支睾吸虫虫卵（肝吸虫虫卵）的形态特点。

2.掌握定量透明涂片法（甘油纸厚涂片透明法）和集卵法操作。

3.熟悉华支睾吸虫成虫的形态特征。

4.了解华支睾吸虫致病的病理标本。

实验材料

1.影视教学光盘。

2.华支睾吸虫虫卵玻片标本、华支睾吸虫成虫染色玻片标本、华支睾吸虫成虫中间宿主保存标本、华支睾吸虫成虫寄生于兔肝胆管内的病理标本。

实验方法

（一）直接涂片法

见似蚓蛔线虫实验方法部分。检出率不高，且虫卵甚小，容易漏诊。

（二）定量透明涂片法（甘油纸厚涂片透明法）

1.基本原理

利用粪便定量或定性厚涂片，以增加视野中的虫卵数，可做虫卵定量检查。经甘油和孔雀绿处理，使粪膜透明，从而使粪渣与虫卵产生鲜明的对比，便于光线透过和镜检，适用于检查各种蠕虫卵。在大规模肠道寄生虫调查中，该法被认为是最有效的粪检方法之一，可用于虫卵的定性和定量检查。

2.材料准备

改良聚苯乙烯模板（40 mm×30 mm×1.37 mm）、模孔（为一长圆孔，孔径为 8 mm×4 mm，两端呈半圆形，孔内平均可容纳粪样 41.7 mg）、甘油－孔雀绿溶液、筛网、载玻片。

3.操作方法

将定量板置于载玻片上，用手指压住定量板的两端，自筛网上刮取粪便填满模孔，刮去多余的粪便。掀起定量板，载玻片上留下一长条形的粪样。将浸透甘油 – 孔雀绿溶液的玻璃纸（5 cm×2.5 cm）覆盖在粪样上，用胶塞轻轻加压，使粪样展平铺成一长椭圆形，在25℃放置 1 h 后即可镜检，顺序观察并记录粪样中的全部虫卵数。将虫卵数乘以 24，再乘以粪便性状系数（成形便 1，半成形便 1.5，软湿便 2，粥样便 3，水泻便 4），即为每克粪便虫卵数（egg spergram，EPG）。根据排便量和常见蠕虫的每条雌虫每天的排卵数计算出虫荷。

（三）集卵法

见日本血吸虫实验操作。此法检出率较直接涂片法高。

（四）标本观察

1.华支睾吸虫虫卵（玻片标本）

低倍镜或高倍镜下观察。华支睾吸虫虫卵是人体常见寄生虫虫卵中最小的一种，大小约 29 μm×17 μm，其形态大小似芝麻粒，黄褐色，卵壳较厚，前端较窄，有一卵盖，卵盖两侧有肩峰样突起。后端较宽，有一小突起（称小瘤），卵内含一毛蚴（图 2–1–39），固定标本中仅能看出毛蚴的轮廓，小瘤常因位置关系看不见。

2.华支睾吸虫成虫（液浸标本）

肉眼观察。虫体扁平，乳白色，微透明，前端稍窄，后端钝圆，透过体壁可见金黄色的子宫（因充满虫卵），其他内部结构隐约可见。

3.华支睾吸虫成虫（染色玻片标本）

低倍镜观察。虫体外形似"柳叶"状，前端有一肌质、圆盘状口吸盘，虫体腹面前 1/5 处有一腹吸盘，较口吸盘略小。

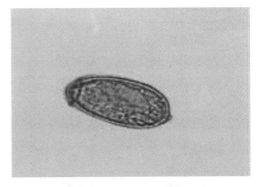

图 2–1–39 华支睾吸虫虫卵

（1）消化器官　口位于口吸盘中，与口相接是一球形肌质咽，咽后接短的食管，其后为肠，肠分为 2 支，沿虫体两侧延伸达后端，末端呈盲管状。

（2）生殖器官　雄性生殖器官：2 个分支状睾丸前后排列于虫体后 1/3 处，每一个睾丸各发出一输出管，约在虫体中部汇合成输精管。雌性生殖器官：一个边缘分叶的卵巢位于睾丸之前，在睾丸和卵巢之间有一椭圆形的受精囊，受精囊侧可见一细长弯曲的劳氏管，卵巢一侧为卵模与梅氏腺，向前则为弯曲的子宫，盘绕而上达腹吸盘水平，然后和射精管分别开口于紧靠腹吸盘前的生殖腔。卵黄腺呈细颗粒状，位于腹吸盘与受精囊水平线间的虫体两侧。

（3）排泄器官　虫体后 1/3 中间有一略弯曲透明的排泄囊，末端排泄孔通体外。

4.华支睾吸虫成虫中间宿主保存标本

（1）豆螺　中等大小，壳白色，体螺旋明显。

（2）麦穗鱼　长 5～7.5 cm，鳞片上有黑点。

5.华支睾吸虫成虫寄生于兔肝胆管内的病理标本

在兔肝切面上可见寄生有虫体的肝胆管（白色），内有扁平半透明的虫体露出，管壁增厚，管腔狭窄。

思 考 题

1. 绘制华支睾吸虫虫卵图。
2. 哪些症状和体征应考虑有华支睾吸虫感染的可能?
3. 用直接涂片法粪检华支睾吸虫虫卵,其检出率往往不高,请分析是何原因。

二、卫氏并殖吸虫(肺吸虫)

实验目的

1. 掌握卫氏并殖吸虫虫卵的形态特点。
2. 熟悉卫氏并殖吸虫成虫的形态特征。
3. 了解卫氏并殖吸虫致病的病理标本。

实验材料

1. 影视教学光盘。
2. 卫氏并殖吸虫虫卵玻片标本、囊蚴染色玻片标本或保存标本、卫氏并殖吸虫成虫染色玻片标本、卫氏并殖吸虫中间宿主保存标本、卫氏并殖吸虫成虫寄生于肺的病理标本。

实验方法

(一)粪便直接涂片检查法

见似蚓蛔线虫实验方法部分。

(二)标本观察

1. 卫氏并殖吸虫虫卵(玻片标本)

低倍镜或高倍镜下观察。虫卵呈金黄色,外形变化较大,通常为不对称的椭圆形,大小为(80～118)μm ×(48～60)μm,较未受精蛔虫虫卵略大。较宽的一端有卵盖,卵盖大而常稍倾斜。卵壳较厚,且厚薄不均,与卵盖相对的一端略厚。卵内含一个卵细胞及十余个卵黄细胞,卵细胞常位于虫卵中央略偏前端,常因卵黄细胞遮蔽而不易看到(图 2-1-40)。

2. 囊蚴(染色玻片标本或保存标本)

低倍镜观察。囊蚴近似球形,直径 300～400 μm。囊壁光滑,分 2 层,外壁较薄且易破,内壁较厚,坚韧,囊壁内为幼虫。虫体两侧有不规则弯曲的肠支,肠支之间为排泄囊。保存标本可见排泄囊内充满黑色颗粒,在染色较好的标本中可见虫体的口、腹吸盘。

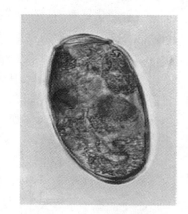

图 2-1-40 卫氏并殖吸虫虫卵

3.卫氏并殖吸虫成虫（染色玻片标本）

低倍镜或解剖镜观察。与斯氏狸殖吸虫相比，虫体呈椭圆形，虫体宽长之比一般为 1：2 左右。口、腹吸盘大小相似，腹吸盘位于体中横线稍前，卵巢分 5~6 叶，形如指状，睾丸分支少，位于虫体后 1/3 处。

4.卫氏并殖吸虫中间宿主（保存标本）

肉眼观察。

（1）川卷螺　螺体较大，螺壳较厚，黑褐色，上有纵行沟纹，螺顶常因与溪石磨损而略秃。

（2）石蟹　不同流行区的石蟹甲壳的颜色不同，多数为灰褐色，少数也有橘红色。

（3）蝲蛄　又称蟹虾，头、胸部很大，几乎占体长的一半。前端两个蟹肢特别粗壮，其他附肢较短细。

5.卫氏并殖吸虫成虫寄生于肺的病理标本

肉眼观察。注意观察实验动物犬肺的表面大小不等结节状隆起，即为虫囊，内含卫氏并殖吸虫虫体。

思 考 题

1.绘制卫氏并殖吸虫虫卵图。

2.卫氏并殖吸虫成虫和虫卵有哪些重要形态特征？

3.为什么卫氏并殖吸虫有异位寄生？应从哪些排泄物中寻找卫氏并殖吸虫虫卵？

三、姜片吸虫

实验目的

1.掌握姜片吸虫虫卵的形态特点。

2.熟悉姜片吸虫成虫的形态特征。

3.了解姜片吸虫的中间宿主及传播媒介。

实验材料

1.影视教学光盘。

2.姜片吸虫虫卵玻片标本、姜片吸虫成虫液浸标本、姜片吸虫成虫染色玻片标本、姜片吸虫中间宿主及传播媒介标本。

实验方法

（一）粪便直接涂片检查法

见似蛔蛔线虫实验方法部分。

（二）标本观察

1.姜片吸虫虫卵（玻片标本）

低倍镜或高倍镜下观察。姜片吸虫虫卵为人体常见寄生虫虫卵中最大者，呈椭圆形，大小为（130～140）μm×（80～85）μm。淡黄色，壳薄，卵盖小而不甚明显，位于较窄的一端。卵内含有一个尚未分裂的卵细胞和数十个卵黄细胞，充满整个卵壳内（图2-1-41）。

　　2.姜片吸虫成虫（液浸标本）

　　肉眼观察。虫体扁平，较肥厚，外形似姜片，大小差异较大。口吸盘较小，位于虫体前端，腹吸盘较大，呈漏斗状，紧靠口吸盘之后，外观为一圆形孔穴。体壁微透明。

　　3.姜片吸虫成虫（染色玻片标本）

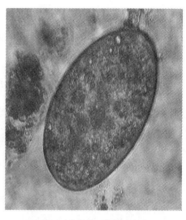

图2-1-41　姜片吸虫虫卵

　　放大镜或肉眼观察。虫体前端稍尖，后端钝圆，腹吸盘较口吸盘大3～5倍，咽部圆球形，食管甚短，肠在腹吸盘前分支，沿虫体两侧伸延体后。睾丸高度分支，前后排列于虫体后半部。卵巢分支状，卵黄腺较发达，分布于虫体两侧，有阴茎袋但无受精囊。

　　4.姜片吸虫中间宿主及传播媒介标本

　　肉眼观察。

　　（1）扁卷螺　螺体小，扁圆形，壳薄，光滑，呈褐色或淡黄色。

　　（2）荸荠、水红菱等　为水生植物，可供食用，姜片吸虫囊蚴即附于其表面。

思 考 题

　　1.绘制姜片吸虫虫卵图。

　　2.姜片吸虫虫卵和华支睾吸虫虫卵有何不同点？

　　3.怎样识别粪便中排出来的虫体是姜片吸虫？

四、日本血吸虫

实验目的

　　1.掌握日本血吸虫虫卵、毛蚴、尾蚴的形态特点。

　　2.掌握尼龙袋集卵法、毛蚴孵化法的操作。

　　2.熟悉日本血吸虫成虫的形态特征。

　　3.了解日本血吸虫致病的病理标本。

实验材料

　　1.影视教学光盘。

　　2.日本血吸虫虫卵玻片标本、日本血吸虫成虫染色玻片标本、日本血吸虫成虫大体标本、日本血吸虫毛蚴染色玻片标本、日本血吸虫尾蚴染色玻片标本、日本血吸虫中间宿主——钉螺、日本血吸虫感染动物的病理标本。

实验方法

（一）粪便直接涂片法

此方法简单，但虫卵检出率低，适用于重度感染患者和急性感染者。

（二）尼龙袋集卵法

1. 基本原理

将较多量的粪便，经 3 个不同孔径，即第一个粗筛去粗粪渣，第二个尼龙筛去细粪渣，第三个尼龙筛收集虫卵，水洗过筛，再经消化进一步去除粪渣，以达到又快又好的浓集血吸虫虫卵，从而提高虫卵检出率的目的。

2. 材料准备

粗铜筛 1 个，尼龙筛 120 目和 260 目各 1 个，搅粪杯 1 个，20% NaOH 20 ml。

3. 操作方法

取粪便约 30 g（鸡蛋大小）置于搅粪杯中，加少量水后将粪便充分搅匀，倒入预先重叠好的尼龙筛内（120 目在上，260 目在下），在自来水下边摇边冲洗，移去 120 目筛，继续冲洗以冲去小杂物，然后用吸管从筛内底部吸取粪渣涂片 3 张，镜检，或者将筛底粪渣反冲入孵化瓶内，进行毛蚴孵化观察。

为便于镜下观察，可将留有粪液的 260 目尼龙筛浸泡在 20% NaOH 液中消化 10 min 后，用自来水冲洗出消化后的细粪渣，再涂片镜检。

（三）毛蚴孵化法

1. 基本原理

依据血吸虫虫卵内毛蚴在适宜温度的水中短时间内可孵出的特征而设计，适用于早期血吸虫病患者的粪便检查。其特点是将沉淀法和孵化结合进行，可提高检出率。

2. 材料准备

粪便、蒸馏水、尼龙袋、金属夹、铜筛、搪瓷杯、锥形瓶、载玻片、盖玻片。

3. 操作方法

取粪便约 30 g，先经自然沉淀法或尼龙袋集卵法浓集处理，再将粪便沉渣倒入锥形瓶内，加清水至瓶口，在 20～30℃ 的条件下，经 4～6 h 孵化后用肉眼或放大镜观察结果。如见水面下有白色点状物做直线来往游动，即为毛蚴。必要时可用吸管将其吸出镜检。如无毛蚴，可每隔 4～6 h（24 h 内）观察一次。气温高时，毛蚴短时间内即可孵出，因此要用 12% 盐水或冰水冲洗粪便，最后一次才用室温清水冲洗。

（四）标本观察

1. 日本血吸虫虫卵（玻片标本）

低倍镜或高倍镜下观察。成熟虫卵呈椭圆形，较蛔虫虫卵大，淡黄色，壳薄，无卵盖，一侧有一小棘，常因虫卵位置或卵壳外黏附物所掩盖，卵壳内侧有一薄层的胚膜。卵内含一成熟的毛蚴。若卵内幼虫模糊或虫卵已变为灰黑色，则虫卵为死亡变性卵。在同一张涂片中还能见到未成熟卵。未成熟卵较小，长椭圆形，壳薄，淡黄色，有一小棘，卵内含卵细胞和卵黄细胞（图2-1-42）。

2.日本血吸虫毛蚴（染色玻片标本）

低倍镜观察。虫体呈梨形，前端较宽，有嘴状突起，后端逐渐变窄，体表披有纤毛。

3.日本血吸虫尾蚴（染色玻片标本）

低倍镜观察。虫体外形分为体部和尾端，尾部略长于体部。尾部又分为尾干和尾叉，尾叉长约为尾干的1/3。

4.日本血吸虫成虫（大体标本）

肉眼或放大镜观察。雌雄异体，虫体前端细，后端较粗。

（1）雄虫　较粗短，乳白色，自腹吸盘后虫体向腹面卷曲形成抱雌沟。

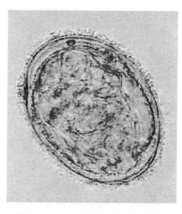

图2-1-42　日本血吸虫虫卵

（2）雌虫　较细长，尤其前部，虫体后部常因肠管内含宿主红细胞剩余色素而呈灰褐色或黑色。雌虫常在雄虫的抱雌沟内。

5.日本血吸虫成虫（染色玻片标本）

低倍镜或显微镜下观察。

（1）雄虫　口吸盘位于虫体最前端，在其不远的腹面有一杯状腹吸盘，腹吸盘以后的虫体较扁平，两侧向腹面卷曲形成抱雌沟。肠管在腹吸盘附近分为2支，至虫体后部1/3处又联合为单一盲管，达虫体后端。在腹吸盘后可见染成红色、椭圆形、串珠状或簇状排列的睾丸，一般为7个。

（2）雌虫　吸盘较雄虫的小且不甚明显。肠管同雄虫，但两肠支于卵巢后汇合，肠内有血液残渣。虫体中部略后处有一椭圆形染色较深的卵巢。从其后方发出一输卵管，绕过卵巢向前，与来自虫体后部的卵黄腺管在卵巢前汇合于卵模。子宫与卵模相连，开口于腹吸盘下方的生殖孔。卵黄腺密布于卵巢后的肠管周围。

6.日本血吸虫中间宿主——钉螺

肉眼观察。钉螺为小型淡水螺，呈尖圆锥状，犹如一颗小螺丝钉。螺壳灰褐色，有6～9个螺旋。光壳钉螺表面光滑，而肋壳钉螺面有纵肋。活钉螺伸出软体部分时，可见其头部有触角1对，其基部黑色眼点之上有一由黄色颗粒形成的短条纹，称假眉，此为鉴别钉螺的主要特点之一。

7.日本血吸虫感染动物的病理标本

肉眼观察。

（1）兔肠系膜（液浸标本）　肠系膜血管壁内有乳白色或黑色成虫，虫数量多时，可充满于血管内。肠壁表面的灰白色小点即为血吸虫虫卵引起组织反应形成的虫卵结节。肠壁表面的小血管内有时也可见黑色的虫体。

（2）肝（液浸标本）　可见肝表面有灰色或黄色小点，甚至呈隆起不平的结节，即为随血流至肝的虫卵。虫卵沉积后引起局部组织坏死、细胞浸润等病变，形成新、旧不一的肉芽肿。

思考题

1.绘制日本血吸虫虫卵、尾蚴图。

2.日本血吸虫虫卵沉积于哪些重要脏器？可引起哪些疾病？

3.日本血吸虫成虫寄生在肠系膜静脉内，为什么能用粪便检查来诊断？

第七节　绦虫常用检查方法与形态学观察

一、链状带绦虫（猪带绦虫）

实验目的

1. 掌握链状带绦虫成虫链体、头节、成节、孕节的形态结构。
2. 掌握猪肉中囊尾蚴的剥离和压片检查法、囊尾蚴孵化法。
3. 掌握带绦虫虫卵的形态特征。
4. 掌握受染猪肉的囊尾蚴检查及剥离技术，认识猪肉中的囊尾蚴。
5. 熟悉猪囊尾蚴病的 ELISA 检测法。

实验材料

1. 影视教学光盘。
2. 链状带绦虫成虫大体标本、链状带绦虫头节染色玻片标本、链状带绦虫孕节墨染玻片标本、带绦虫虫卵玻片标本、猪囊尾蚴寄生病理标本及其剥离标本。

实验方法

（一）猪肉中囊尾蚴的剥离和压片检查法

1. 实验材料
眼科镊、刀、载玻片、囊尾蚴寄生猪肉、煤酚皂液、消毒盆。
2. 操作方法
（1）肉眼观察　找到猪肉中囊状的白色小泡，用剪刀和镊子剥离其纤维囊壁。
（2）将囊尾蚴放在两个载玻片之间，囊尾蚴两边各放 1 条小滤纸以防止囊状物滑动并吸收囊液，用两手各持载玻片一端，突然加压将囊体挤破压扁。
（3）在低倍镜下检查头节结构，如见有小钩、吸盘等构造，即为囊尾蚴。
3. 注意事项
（1）剥离时必须操作仔细，防止刺破囊壁。
（2）检查完毕，要用镊子将囊尾蚴推到盛有浓度为 2% ～3% 的煤酚皂液（来苏尔）的消毒盘内，并及时洗手和消毒器皿等，以免误食而感染。

（二）囊尾蚴孵化法

1. 实验材料
平皿、生理盐水、猪胆汁、恒温培养箱。
2. 操作方法
（1）将剥去纤维膜的完整囊尾蚴置于平皿中。
（2）加入生理盐水胆汁液（生理盐水和猪胆汁各半），以淹没囊尾蚴为宜。

（3）置于25～30℃温箱中培养，3～4 h后检查，可见囊尾蚴的头节伸出，并可活动。

3. 注意事项

实验结束后，器材要严格消毒。

（三）标本观察

1. 带绦虫虫卵（玻片标本）

猪带绦虫虫卵与牛带绦虫虫卵相似，难以区别，合称为带绦虫虫卵。虫卵采自猪带绦虫的孕节，用5%甲醛保存，临时封片。

先用低倍镜找到圆形棕色的不完整虫卵，转高倍镜观察。

虫卵呈圆球状，棕褐色，不完整虫卵直径为30～40 μm，完整虫卵直径为50～60 μm。卵壳薄而透明。卵壳容易破裂，多数虫卵在排出宿主体外时已脱落，或仅见其破裂残余部分。卵壳内为胚膜，很厚，有放射状条纹。在卵壳和胚膜之间含有无色透明的液体，其内有卵黄细胞和卵黄颗粒。胚膜内含有1个淡黄色的六钩蚴，可看到六钩蚴的3对小钩。但有时由于虫卵固定时间较久及因观察的角度关系，有些虫卵仅可见3～4个小钩（图2-1-43）。

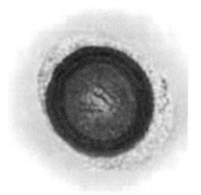

图 2-1-43　带绦虫虫卵

2. 链状带绦虫孕节（墨染玻片标本）

肉眼或低倍镜观察。孕节呈长方形，内部被树枝状分支的子宫占据。在制作标本时，将墨汁注入子宫内，故子宫的分支呈黑色。子宫干纵贯子宫中央，向两侧分出子宫侧支，子宫的分支应从干基部计数。孕节每侧分支数为7～13支，通常在12支以下。每分支又分为多支，呈不规则的树枝状，子宫内约有4万个虫卵（图2-1-44）。

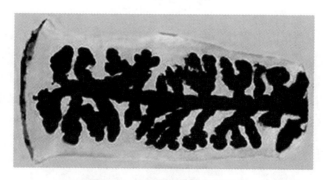

图 2-1-44　链状带绦虫孕节

3. 链状带绦虫头节（染色玻片标本）

低倍镜观察。猪囊尾蚴经胆汁孵化后，翻出头节，头节呈圆球形，被卡红染成粉红色，可见4个杯形吸盘，顶部有一向前突出的顶突，其上有25～50个黑色小钩（图2-1-45）。

4. 链状带绦虫成虫（大体标本）

肉眼观察。完整链状带绦虫成虫，10%甲醛浸泡，瓶装标本。

（1）虫体　扁平，呈带状，长 2~4 mm，分节，节片较薄，乳白色，半透明。

（2）头节　微小，近球形，直径 0.6~1.0 mm。

（3）颈部　纤细，直径仅为头节的 1/2，长 5~10 mm。

（4）链体　由 700~1000 个节片组成。幼节宽而短，成节近正方形，孕节窄长，可见子宫分支。

5.猪囊尾蚴寄生病理标本

为猪囊尾蚴寄生的多种器官（猪），10%甲醛浸制，瓶装标本，肉眼观察。可见寄生于皮下、肌肉、心脏、舌、脑、眼等器官中的囊尾蚴，呈椭圆形，乳白色，囊内有一个白点，此为缩入的幼虫头节。

6.猪囊尾蚴剥离标本

已剥离的猪囊尾蚴（图 2-1-46），10%甲醛浸泡，平皿装，肉眼观察。

猪囊尾蚴为圆形或椭圆形，乳白色，半透明，黄豆大小的囊状物。囊内充满透明液体，有一小米粒大小的白点，即为缩在囊内的幼虫头节，肉眼不能区分是猪囊尾蚴或牛囊尾蚴。

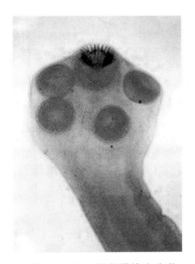

图 2-1-45　链状带绦虫头节

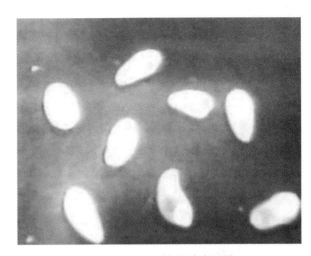

图 2-1-46　剥离的猪囊尾蚴

注意事项

1.粪便直接涂片法查虫卵，检出率较低，可用集卵法检查，以提高检出率。猪带绦虫卵与牛带绦虫卵的形态相同，仅依据虫卵无法鉴别虫种。

2.患者粪便中常可发现孕节，可将孕节用生理盐水冲洗、泡软后，直接压片观察子宫分支数。

3.对粪检阳性者应嘱其注意保持良好的卫生习惯，并尽快治疗，以免自体感染而致囊虫病。

思 考 题

绘制带绦虫虫卵和链状带绦虫头节、孕节图。

二、肥胖带绦虫（牛带绦虫）

实验目的

1.掌握肥胖带绦虫成虫链体、头节、成节及孕节的形态结构。
2.掌握孕节检查法。
3.熟悉牛囊尾蚴的形态特点。

实验材料

1.影视教学光盘。
2.肥胖带绦虫的头节染色玻片标本、成节染色玻片标本、孕节墨染玻片标本、成虫液浸标本、剥离的牛囊尾蚴玻片标本及牛囊尾蚴寄生的牛肉标本。

实验方法

（一）带绦虫孕节检查法

1.实验材料
镊子、3%甲醛、载玻片、注射器、碳素墨汁或卡红染液。
2.操作方法
（1）从粪便中用镊子取出节片，置于盛有3%甲醛的器皿中固定24 h。
（2）将固定杀死的绦虫孕节用清水漂洗干净，用镊子夹取置于滤纸上，吸去节片外的水分。
（3）将孕节置于两张载玻片之间，轻轻压平，对光肉眼观察孕节子宫的侧支数目，鉴定虫种。
（4）用镊子夹住孕节，用注射器从一侧中部的生殖孔缓慢注入碳素墨汁或卡红染液，待子宫侧支显现后计数。
3.注意事项
（1）多数感染者均有排孕节史，即孕节经常从肛门逸出，这成为患者就诊的主要原因。
（2）孕节从肛门逸出时，节片内的虫卵因挤压等原因而黏附于肛周。因而，用透明胶带法在肛周查虫卵的检出率较高。
（3）粪便检出虫卵的机会很小，这是由于节片肥厚，在宿主肠道不会破裂而排出虫卵。
（4）虫卵可能未完全死亡，仍具感染性。所用的器皿及可能被污染的桌面等必须消毒处理，以杀死虫卵。如有条件，宜用浓度为2%～3%煤酚皂液（来苏儿）消毒，以防污染环境。
（5）操作者应戴一次性手套，以防感染。

（二）标本观察

1.肥胖带绦虫孕节（墨染玻片标本）（图2-1-47）
低倍镜或肉眼观察。孕节呈长方形，内部是树枝状分支的子宫，子宫分支呈黑色，两侧子宫呈对称分布，从主干基部起每侧有15～30支，排列较整齐，每个分支末端多有分叉。

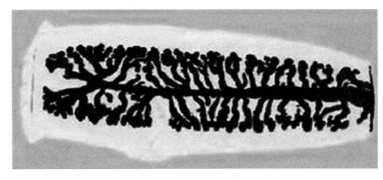

图 2-1-47 肥胖带绦虫孕节

2.肥胖带绦虫头节（染色玻片标本）

肥胖带绦虫头节取自已孵化的牛囊尾蚴，卡红染液染色，玻片标本，低倍镜观察。可见经胆汁孵化后，翻出头节的牛囊尾蚴，红色。头节略呈方形，直径1.5~2.0 mm，具有4个杯状吸盘，但无顶突及小钩，顶端微凹入。

3.剥离的牛囊尾蚴（玻片标本）

低倍镜观察。牛囊尾蚴呈卵圆形，大小为（7~10）mm×（4~6）mm，乳白色，略透明，囊壁分2层，外为皮层，内为间质层。间质层有一处增厚，向囊腔凹入，是翻转的头节。头节上有4个吸盘，缺顶突及小钩。除此之外，还可见到许多颜色较暗的颗粒物——石灰小体。

4.肥胖带绦虫成虫（液浸标本）

完整肥胖带绦虫成虫，10%甲醛浸泡，瓶装或平皿装标本。

虫体扁平、带状，长4~8 m或更长，分节，节片肥厚，乳白色，不透明。头节略呈方形，其后为短而细的颈部。颈部后接链体，由1000~2000个节片组成。孕节可见子宫的分支。其余同链状带绦虫。

5.肥胖带绦虫成节（染色玻片标本）

卡红或苏木精染色，玻片标本，低倍镜或解剖镜观察。成节呈方形，内部器官主要为生殖器官。

（1）卵巢 位于节片后1/3的中部，分左、右2叶。输卵管发自卵巢中部，与受精囊汇合后，再经卵模而通向子宫。子宫呈棒槌状，纵列于节片中央，为一细长的盲管，其末端可有细而短的分支。

（2）睾丸 呈滤泡状，散在于间质内，以两侧为多，睾丸数目多于猪带绦虫。每一个睾丸均有输出管通出，至节片中央汇合成为输精管，弯曲横行至节片侧缘，经阴茎袋而达生殖孔。

6.牛囊尾蚴寄生的牛肉标本

为10%甲醛浸制的瓶装标本，肉眼观察。

牛囊尾蚴多寄生于运动较多的股、肩、心、舌和颈部等肌肉内，牛囊尾蚴略小于猪囊尾蚴，呈圆形或椭圆形，乳白色，半透明，囊状。囊内充满透明液体，有一小米粒大小的白点，即为缩在囊内的幼虫头节，肉眼不能区分是猪带绦虫或牛带绦虫。

思 考 题

1.绘制肥胖带绦虫的头节、孕节彩图。

2.比较肥胖带绦虫、链状带绦虫成虫的形态特征。

第八节　原虫及医学节肢动物形态学观察

一、原虫形态学观察

（一）溶组织内阿米巴

实验目的

1. 掌握溶组织内阿米巴包囊及滋养体的形态结构特点。
2. 掌握溶组织内阿米巴滋养体的活动方式及标本的保存方法。
3. 熟悉溶组织内阿米巴的培养方法。
4. 了解碘液染色方法。

实验材料

溶组织内阿米巴包囊染色玻片标本（铁苏木精染色、碘液染色）、滋养体染色玻片标本（铁苏木精染色）。

实验方法

1. 碘液涂片法

（1）材料　载玻片、盖玻片、1.5%碘液、竹签、吸水纸。

（2）碘液配方　碘化钾4 g、碘2 g、蒸馏水100 ml。

（3）操作方法　于载玻片中央滴1小滴碘液，用竹签挑取火柴头大小的粪便，在碘液中均匀涂开，厚度以透过涂片可看清书上的字迹为宜。然后盖上盖玻片，用吸水纸吸去溢出的液体。用高倍镜寻找包囊（光线应适当加强）。

（4）注意事项　粪便和碘液量要适当，否则影响观察效果。

2. 溶组织内阿米巴培养

当受检者临床表现和体征疑为阿米巴病，而直接病原检查为阴性时，可采用人工培养方法进一步确诊，以便及时针对病因进行治疗。

常用培养基：营养琼脂双相培养基、洛氏（Locke）液鸡蛋血清培养基、鸡蛋斜面培养基、血清斜面培养基。

以下介绍简单的血清斜面培养基。

（1）材料　无菌血清、消毒米粉、培养管、接种棒、吸管、温箱、烤箱、载玻片、盖玻片、盖液。

（2）培养基配制　分液相和固相两部分。

1）固相部分（血清斜面）：将无菌血清4 ml分装到培养管，放入烤箱内（使试管倾斜），加热至90℃，1 h后即制成斜面。

2）液相部分（盖液）：1%蛋白胨的配制：蛋白胨1 g，氯化钠0.5 g，蒸馏水100 ml，56 kPa，20 min灭菌待用。

同时取出血清斜面，接种前每管加液相部分 4～5 ml，再加少许消毒米粉和青霉素、链霉素各 1000 U/ml。

（3）操作方法　用接种棒取受检者黏液血便少许，接种到培养管中，并与液相部分混匀，置 37℃温箱中培养，于 24 h、48 h、72 h 分别取沉淀，镜检有无阿米巴生长。

（4）结果观察　若粪便内含溶组织内阿米巴滋养体，镜检可见有伪足运动的活滋养体。

3.标本观察

（1）滋养体

1）溶组织内阿米巴滋养体（染色玻片标本）（铁苏木精染色）形态特征（图 2-1-48）：外形为圆形或椭圆形，虫体直径一般为 20～30 μm，内、外质分明，外质透明，但极少见到伪足；内质呈颗粒状，颗粒小而均匀，并含有染成蓝黑色的大小不等的圆形红细胞。衰老的滋养体内质可出现空泡。细胞核的结构与包囊相同。

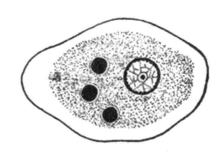

图 2-1-48　溶组织内阿米巴滋养体

2）活的溶组织内阿米巴大滋养体标本形态特征：① 结构特点：培养液中的阿米巴滋养体无色透明。常见外质伸出叶状或舌状伪足，随之内质流入伪足，虫体形态随之而变，即为阿米巴运动。内质中常见有吞噬的培养基中的物质（勿认为是红细胞和细胞核）。在活体中细胞核不易见到。② 运动特点：虫体运动活泼，呈定向运动（与伪足伸出的方向一致）。

标本观察方法：取自体外培养的标本。因虫体无色透明，故视野光线不宜太强。观察要及时，注意保温（可把标本放在保温台上观察）。注意观察溶组织内阿米巴滋养体的结构及运动形式。取带囊者粪便碘液涂片，高倍镜观察（可不用油镜）。

（2）包囊

1）溶组织内阿米巴包囊（染色玻片标本）（铁苏木精染色）形态特征（图 2-1-49）：圆球形，直径 10～20 μm；包囊经染色后呈蓝灰色，囊壁不着色。核 1～4 个，核圆形，呈泡状，核膜内缘有一层颗粒均匀、排列整齐的染色质粒，称核周染粒；核仁细小而圆，多位于中央，也可略偏位。囊内容物中可见到染成黑色、杆状或圆形的拟染色体及空泡状的糖原泡。四核的成熟包囊，拟染色体和糖原泡一般消失。

标本观察方法：先在低倍镜下找到清晰均匀的界面，换高倍镜见到蓝黑色、边界分明的圆形或椭圆形虫体，将其移到视野中心，滴加人造香柏油于载玻片，用油镜观察。观察时应

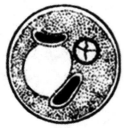
单核包囊

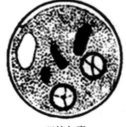
双核包囊

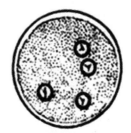
四核成熟包囊

图 2-1-49　溶组织内阿米巴包囊

注意包囊是一个立体结构，细胞核、拟染色体、糖原泡可能不在同一个焦距时出现。

2）溶组织内阿米巴包囊（碘液染色涂片标本）形态特征：圆球状,呈黄色,囊壁较厚、透明。细胞核结构：核1~4个，呈小亮圈。核内有一点状核仁。囊内糖原泡被染成棕色,拟染色体呈透明的棒状或点状。

（3）病理标本

1）阿米巴痢疾肠病理标本：10%甲醛浸制，瓶装标本，肉眼观察。滋养体侵入肠黏膜下层繁殖，破坏肠黏膜，形成口小底大的溃疡（形似烧瓶），故在肠黏膜上可见多个开口小的溃疡面。溃疡底部向四周扩展，使相邻溃疡底部互通形成隧道，偶见表面黏膜大片坏死，呈破絮状。

2）阿米巴肝脓肿病理标本：10%甲醛浸制，瓶装标本，肉眼观察。滋养体随门静脉血流进入肝，导致肝组织坏死、液化，形成脓肿。常为单个脓肿。

思 考 题

1.绘制溶组织内阿米巴滋养体和包囊（铁苏木精染色）。

2.溶组织内阿米巴致病的机制是什么？如何诊断？

（二）结肠内阿米巴

实验目的

掌握结肠内阿米巴包囊、滋养体的形态特征。

实验材料

结肠内阿米巴包囊染色玻片标本（碘液染色、铁苏木精染色）、结肠内阿米巴滋养体染色玻片标本（铁苏木精染色）。

实验方法

1.碘液染色

先用结肠内阿米巴包囊携带者粪便直接涂片，在低倍镜下找到呈无色透明的圆球状包囊，这时内部结构不清楚。在涂片上加碘液1滴，盖上盖玻片，转高倍镜观察（不用油镜）。

2.标本观察

（1）滋养体

结肠内阿米巴滋养体（染色玻片标本）（铁苏木精染色）形态特征（图2-1-50）：标本观察方法同溶组织内阿米巴滋养体。外形略大于溶组织内阿米巴滋养体，直径20~50μm。细胞质：外质不分明，内质中食物泡内含有被吞噬的细菌、淀粉粒等，不含红细胞。细胞核：较溶组织内阿米巴大，核仁粗大，多偏位。核周染色质粒大小不一,排列不整齐。

（2）包囊

1）结肠内阿米巴包囊（染色玻片标本）（铁苏木精染色）形态特征（图2-1-51）：油镜观察。呈

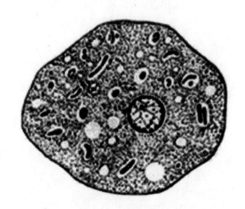

图2-1-50 结肠内阿米巴滋养体

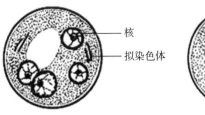
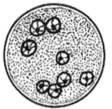

未成熟包囊（4核）　　　　　　　成熟包囊（8核）

图 2-1-51　结肠内阿米巴包囊（铁苏木精染色）

圆球状，蓝黑色，略大于溶组织内阿米巴包囊。细胞质内拟染色体偶见，常不清晰，似碎片状或草束状，两端尖细不整。1～8 个核，4 个核以上者常见，核的结构与滋养体核相同。

2）结肠内阿米巴包囊（染色玻片标本）（碘液染色）形态特征（图 2-1-52）：碘液染色后的结肠内阿米巴包囊为圆球形，棕黄色，直径 10～300 μm。细胞核：较清楚，胞核 4～8 个，成熟包囊为 8 个核，偶有超过 8 个者。囊内糖原泡较大，尤其未成熟包囊，棕黄色；拟染色体末端呈草束状或碎片状，不着色。

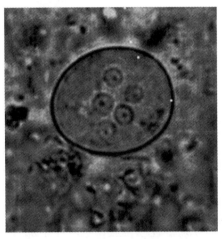

图 2-1-52　结肠内阿米巴包囊（碘液染色）

思 考 题

绘制溶组织内阿米巴包囊（碘液染色标本）图。

（三）蓝氏贾第鞭毛虫

实验目的

掌握蓝氏贾第鞭毛虫包囊、滋养体的形态特征。

实验材料

蓝氏贾第鞭毛虫包囊染色玻片标本（铁苏木精染色）、蓝氏贾第鞭毛虫滋养体染色玻片标本（铁苏木精或姬姆萨染色）。

实验方法

1.碘液染色

先用蓝氏贾第鞭毛虫包囊携带者成形粪便直接涂片，在低倍镜下找到呈无色透明的椭圆形包囊，在涂片上加碘液 1 滴，盖上盖玻片，转高倍镜观察。

2.标本观察

（1）滋养体

标本观察方法：油镜观察。

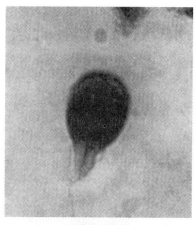
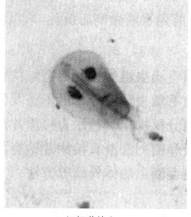

铁苏木素染色　　　　　　　　　姬姆萨染色

图 2-1-53　蓝氏贾第鞭毛虫滋养体

　　蓝氏贾第鞭毛虫滋养体（染色玻片标本）（铁苏木精或姬姆萨染色）形态特征（图 2-1-53）：用蓝氏贾第鞭毛虫感染慢性腹泻患者的稀便涂片，经铁苏木精或姬姆萨染色。滋养体呈倒梨形，两侧对称，前端钝圆，后端尖细，大小为（9 ~ 21）μm×（5 ~ 15）μm。虫体前半部向内凹陷形成吸盘。吸盘底部并列 2 个圆形泡状核，每个核内各有 1 个大核仁。两核之间有 1 对轴柱纵贯虫体，轴柱中部有 1 对半月形的中体，轴柱前端有基体复合器，由此发出前侧鞭毛、后侧鞭毛、腹侧鞭毛和尾鞭毛各 1 对。

　　（2）包囊

　　标本观察方法：先在低倍镜下找到清晰的视野，转高倍镜见到蓝黑色、边界清楚的椭圆形虫体，将其移至视野中央，转油镜观察。应注意包囊内细胞核、轴柱可能不在同一焦距下出现。

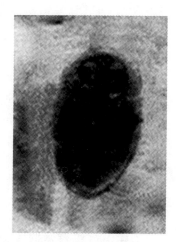

图 2-1-54　蓝氏贾第鞭毛虫包囊（铁苏木精染色）

　　蓝氏贾第鞭毛虫包囊（染色玻片标本）（铁苏木精染色）形态特征（图 2-1-54）：包囊呈蓝黑色，椭圆形。大小（12 ~ 8）μm×（7 ~ 10）μm。囊壁较厚，一般不着色。未成熟包囊内有 2 个细胞核，成熟包囊内有 4 个细胞核，聚集在虫体一端。每个核内有 1 个明显的核仁，还可见到轴柱、弯曲的中体和残存的鞭毛。

思考题

　　1. 绘制蓝氏贾第鞭毛虫包囊黑白图。
　　2. 蓝氏贾第鞭毛虫寄生于人体哪些部位？能引起哪些症状？

（四）阴道毛滴虫

实验目的

　　1. 掌握阴道毛滴虫滋养体的形态特征。
　　2. 熟悉阴道分泌物生理盐水直接涂片法。

实验材料

阴道毛滴虫感染者阴道分泌物涂片（姬姆萨染色）。

实验方法

1.生理盐水直接涂片法

用无菌棉签在阴道后穹隆、宫颈等处粘取分泌物，将其涂于预先滴 1～2 滴生理盐水的洁净载玻片上制成涂片，镜检可见活动的滋养体。温度较低时，可将玻片在酒精灯上迅速往返数次加温或将玻片置于保温台上观察，以增强虫体活动力，有助于与其他细胞鉴别。

高倍镜下可见，阴道毛滴虫呈水滴状，具折光性的透明体。可见到活动前鞭毛、伸出虫体的轴柱末端和波动膜，但看不到细胞核。前鞭毛聚集成 1～2 束，摆动迅速，波动膜波浪运动，使虫体向前旋转运动。

2.阴道毛滴虫滋养体（姬姆萨染色）标本形态特征

标本观察方法：高倍镜或油镜观察（图 2-1-55）。

滋养体在低倍镜下呈淡蓝色的梨形或椭圆形小体，大小为（10～30）μm×（5～15）μm。转高倍镜可见虫体内有一个紫染的核。油镜下观察，胞质呈蓝色，鞭毛呈粉红色。虫体前 1/3 处有 1 个紫色的椭圆形细胞核，核前缘有基体，由此发出 5 根鞭毛，4 根前鞭毛各自分开或黏结成簇，1 根后鞭毛与虫体侧面的波动膜外缘相连，且与波动膜等长。波动膜长度不超过虫体的一半。轴柱 1 根，较粗，粉红色，纵贯虫体并伸出体外。

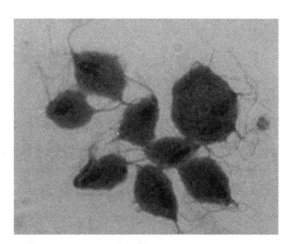

图 2-1-55　阴道毛滴虫滋养体（姬姆萨染色）

思 考 题

1.绘制阴道毛滴虫滋养体彩图。

2.阴道毛滴虫寄生在人体何处？有何危害？是怎样传播的？

（五）疟原虫

实验目的

1.掌握间日疟原虫红细胞期的形态特征。

2.熟悉疟原虫在蚊体内的发育阶段（卵囊、子孢子）。

3.了解鼠疟原虫的实验动物接种方法。

实验材料

间日疟原虫感染者薄血膜涂片标本（姬姆萨染色）、疟原虫感染蚊唾液内子孢子涂片标本

（姬姆萨染色）、蚊胃壁上的疟原虫子孢子卵囊标本。

实验方法

1. 鼠疟原虫接种

（1）材料　感染疟原虫鼠及正常的小白鼠、2 ml 注射器及 7 号针头、灭菌生理盐水、乙醇和消毒棉球、试管、剪刀。

（2）操作方法　受染鼠尾部用乙醇消毒，剪断尾巴末端，将血滴入已加入生理盐水的试管内（血液与生理盐水的比例为 1：10），无菌操作，将稀释的鼠血 0.2～0.3 ml 注入正常的鼠腹腔，5～6 天后制片，染色，观察。

2. 间日疟原虫（薄血膜涂片标本）（姬姆萨染色）形态特征

标本观察方法：先在低倍镜下确定血膜平面，再转油镜观察。在红细胞内找疟原虫，经姬姆萨染色后，疟原虫的细胞质染成蓝色，细胞核染成红色。注意与血膜涂片中的其他细胞、染料渣等区别。

（1）环状体（图 2-1-56）　也称早期滋养体或小滋养体。细胞质呈环状，蓝色，大小约为红细胞直径的 1/3，中间有空泡，细胞核红色，位于细胞质一侧。一个红细胞内偶见 2 个以上环状体重复感染，被寄生的红细胞无变化。

（2）大滋养体（图 2-1-57）　也称晚期滋养体或阿米巴样滋养体，由环状体逐渐发育而来，核 1 个，略增大，细胞质增多，常伸出伪足，形状不规则，有空泡，细胞质中出现棕褐色小杆状的疟色素。被寄生的红细胞胀大，颜色变浅，开始出现细小红色的薛氏小点。

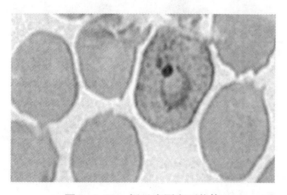

图 2-1-56　间日疟原虫环状体

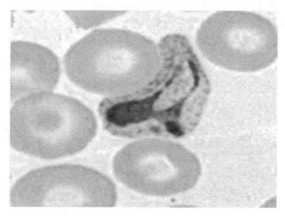

图 2-1-57　间日疟原虫大滋养体

（3）裂殖体　大滋养体继续发育进入裂体增殖阶段。细胞核开始分裂（2 个以上），虫体逐渐变圆，空泡消失，疟色素分散在细胞质中，称未成熟裂殖体或早期裂殖体（图 2-1-58）。细胞核继续分裂到 12～24 个，细胞质随之分裂，并包绕每一个核，形成 12～24 个裂殖子，疟色素集中成堆，称成熟裂殖体或晚期裂殖体（图 2-1-59）。

（4）配子体　圆形或卵圆形，细胞质几乎充满胀大的红细胞，疟色素均匀分布于其中。雌配子体细胞质呈蓝色，核致密，深红色，多偏于一侧（图 2-1-60）。雄配子体核疏松，多位于虫体中央（图 2-1-61）。

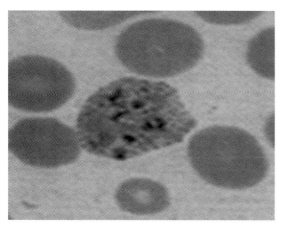

图 2-1-58　间日疟原虫未成熟裂殖体

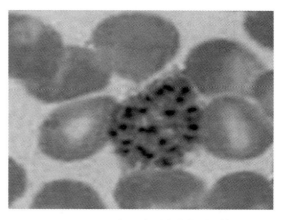

图 2-1-59　间日疟原虫成熟裂殖体

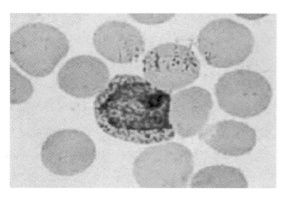

图 2-1-60　间日疟原虫雌配子体

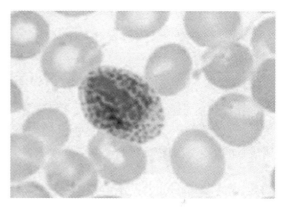

图 2-1-61　间日疟原虫雄配子体

3.疟原虫感染蚊唾液腺内子孢子涂片标本（姬姆萨染色）形态特征

标本观察方法：油镜观察。

可见疟原虫子孢子呈长梭形，长 10～15 μm，姬姆萨染色后细胞质呈蓝色，紫色的细胞核位于中央。

4.蚊胃壁上的疟原虫子孢子卵囊标本形态特征

标本观察方法：低倍镜、高倍镜观察。

低倍镜下可见蚊胃壁上有许多圆形的小囊，高倍镜下可见成熟的卵囊，还可见其内有很多梭形子孢子。

思 考 题

1.绘制间日疟原虫红内期各期形态彩图。

2.如何区别间日疟原虫成熟裂殖体和未成熟裂殖体？

二、医学节肢动物形态学观察

（一）蚊

实验目的

1.掌握三属蚊成虫的外部形态。

2.掌握三属蚊生活史各期的主要鉴别特征。

3.观察并了解几种重要媒介蚊种。

实验材料

按蚊、库蚊、伊蚊的成虫（针插大体标本）及其幼虫（玻片标本）、蛹（玻片标本）、卵（玻片标本）。

实验方法

1.按蚊、库蚊、伊蚊成虫针插标本形态特征（图2-1-62）

标本观察方法：肉眼或放大镜观察。

成虫体长1.6～12.6mm，体色呈棕褐色、灰褐色或黑色，整体分头、胸、腹3部分。三属成蚊的形态鉴别特征见表2-1-2。

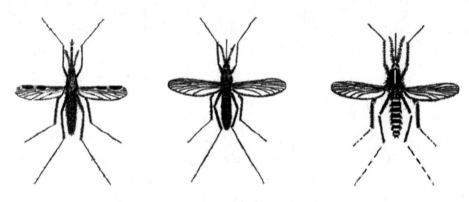

图 2-1-62   按蚊（左）、库蚊（中）、伊蚊（右）

表 2-1-2   成蚊的形态鉴别特征

	按蚊属	库蚊属	伊蚊属
触须	雌、雄蚊均与喙等长，雄蚊末端膨大	雌蚊甚短，雄蚊与喙等长，末端不膨大	同库蚊
翅	多具黑白斑	多无黑白斑	无黑白斑
体色	大多灰褐色，无斑	大多黄褐色，胸部无斑	多黑褐色，胸部有白斑
腹部	无鳞片或少鳞片	盖满鳞片，形成斑纹，尾须不外露	盖满鳞片，形成斑纹，尾须外露
静态	体与喙呈一直线，与停留面形成锐角	体与喙呈钝角，与停留面平行	同库蚊

（1）头部 略呈半球形，有复眼、触角、触须各1对，喙1支。

1）复眼：在头部的两侧，由许多小的单眼构成。

2）触角：位于复眼前方的凹陷处，雄蚊触角有16节，雌蚊15节。第1节呈窄环状，称柄节。第2节呈球状，称梗节。第13、14节细长，类似竹鞭，称鞭节。在鞭节上轮生长毛。雄蚊轮毛长而密，雌蚊短而稀。

3）触须：位于喙的两边，分为5节，仅能见第3、4节。形态因种类和性别而异。

按蚊触须：雌、雄蚊均与喙等长，雄蚊末端膨大呈棒状。

库蚊触须：雌蚊甚短，短于喙之半，雄蚊则比喙长。

伊蚊触须：雌蚊同库蚊雄蚊，与喙等长。

4）喙：从头部前下方伸出，为典型的刺吸式口器，由上、下颚各1对，上内唇、舌各1个，共同组成细长的针状结构，包藏在鞘状下唇之内。雌蚊上颚末端较宽，如刀状，其内侧具细锯齿，是蚊吸血时首先用以切割皮肤的工具。雌蚊下颚末端较窄，呈细刀状，其末端具有粗锯齿，在上颚切开皮肤以后，起锯刺皮肤的作用。上内唇细长，腹面凹陷构成食物管的内壁，舌位于上内唇之下，与上颚共同把开放的底面封闭起来，组成食管。舌的中央有一条唾液管。雄蚊的上、下颚退化或几乎消失，不能刺入皮肤，因而不适于吸血。

（2）胸部 蚊的胸部由前胸、中胸和后胸融合而成，中胸较发达。每胸节各有足1对，中胸有翅1对，后胸有1对平衡棒，中胸、后胸各有气门1对。

1）足：蚊足细长，分前足、中足和后足。每足分基节、转节、股节、胫节及跗节。足上常有鳞片形成的黑白斑点和环纹，为蚊种分类特征之一。

2）翅：蚊翅膜质，狭长。翅脉简单，由前缘脉、亚前缘脉和6条纵脉组成。其中第2、4、5纵脉分2支，为蚊种分类的特征。翅脉上覆盖鳞片，翅的后缘有较长的鳞片，称翅鳞，可形成麻点、斑点或条纹，在按蚊的分类方面是一重要依据。

（3）腹部 细长，分11节，第1节不易查见，第2~8节明显可见，最末2节变为外生殖器。雌蚊腹部末端有尾须1对，雄蚊则为钳状的抱器，构造复杂，是鉴别蚊种的重要依据。

2.按蚊、库蚊、伊蚊幼虫（玻片标本）形态特征

标本观察方法：肉眼或低倍镜观察。

虫体分为头、胸、腹3部分，各部着生毛或毛丛。

（1）头部 略扁，似梨状。有复眼、单眼、触角各1对，腹面有咀嚼式口器。口器两侧有细毛密集的口刷。

（2）胸部 略呈方形，不分节。

（3）腹部 细长，分节明显，可见分10节。前7节形状相似，后3节构成尾节，末端有气门或细长的呼吸管。

3.按蚊、库蚊、伊蚊蛹玻片标本形态特征

标本观察方法：肉眼或低倍镜观察。

侧面观呈逗点状，虫体分为头胸部和腹部，头胸背两侧有1对呼吸管。腹部细长。

（1）按蚊蛹 呼吸管粗而短，开口呈漏斗状，较大，其前方有深裂隙。

（2）库蚊蛹 呼吸管呈细长管状，开口较小，前方无裂隙。

（3）伊蚊蛹 呼吸管长短不一，开口呈三角形，前方无裂隙。

4.按蚊、库蚊、伊蚊卵玻片标本形态特征

标本观察方法：肉眼或低倍镜观察。

蚊卵小，长不到 1 mm，有卵壳。卵的前端较大，后端较小，腹面较平，背面凸起。

（1）按蚊卵　浅棕色，舟形，两侧有透明浮囊。

（2）库蚊卵　浅褐色，圆锥形，无浮囊。

（3）伊蚊卵　深褐色，橄榄形，卵壳上有纹饰，无浮囊。

5. 重要传病蚊种成虫（针插标本）

标本观察方法：肉眼或放大镜观察。

（1）中华按蚊（*Anopheles sinensis*）　成虫为中型或大型，呈灰褐色。雌蚊触须具 4 个白环，顶端 2 个环宽，另 2 个环窄。翅前缘具 2 个白斑，尖端的白斑较大。后足第 1～4 跗节具窄端白环。

（2）嗜人按蚊（*Anopheles anthropophagus*）　成蚊与中华按蚊相似，其触须较细，顶部白环较宽，第 4 白环很窄或缺如。翅前缘基部呈暗色，尖端白斑小，后足同中华按蚊。

（3）大劣按蚊（*Anopheles dirus*）　为中型蚊种，呈灰褐色。雌蚊触须有 4 个白环，顶端白环最宽。翅前缘脉有 6 个白斑，第 6 纵脉有 6 个黑斑。各足股节和胫节都有白斑，后足胫节和第 1 跗节关节处有一个明显的宽白环。

（4）微小按蚊（*Anopheles minimus*）　为小型蚊种，呈棕褐色。雌蚊触须有 3 个白环，末端 2 个白环等宽，另 1 个白环较窄，位于触须后半部。喙为暗棕色或在前段下面有一小淡黄斑，翅前缘具 4 个白斑。各足跗节较暗，无白环。

（5）淡色库蚊（*Culex pipiens pallens*）与致倦库蚊（*Culex pipiens fatigans*）　属尖音库蚊复组（*Culex pipiens complex*）的两个亚种。该复组的成蚊共同特征是：中型蚊种，淡棕色；喙无白环；各足跗节呈暗色；腹部背面有基白带，但淡色库蚊基白带下缘平整，而致倦库蚊基白带的下缘呈弧状。

（6）三带喙库蚊（*Culex tritaeniorhynchus*）　为小型蚊种，棕褐色。喙中段有一较宽白环，触须尖端为白色；各足跗节基部有一细窄白环；腹节背面基部均有中间稍向下突出的淡黄色狭带。

（7）白纹伊蚊（*Aedes albopictus*）　为中、小型蚊种，黑色。蚊体有银白色斑纹。在中胸盾片上有一正中白色纵纹。后跗第 1～4 节有白环，末节全白。腹部背面第 2～6 节有白带。

思 考 题

1. 如何鉴别三属蚊的卵、幼虫、蛹、成虫？

2. 国内重要的传病蚊种有哪些？各传播什么疾病？

（二）蝇

实验目的

1. 掌握蝇成虫的形态特征及与传播疾病相关的形态结构。

2. 了解蝇卵、幼虫、蛹的一般形态。

3. 熟悉几种常见的蝇。

实验材料

1.我国常见蝇种如舍蝇、大头金蝇、巨尾阿丽蝇、丝光绿蝇、棕尾别麻蝇、厩螫蝇的针插标本。

2.蝇成虫、蝇头、蝇足、蝇幼虫玻片标本，舍蝇幼虫后气门玻片标本。

实验方法

1.蝇成虫（玻片标本）（图 2-1-63）

标本观察方法：肉眼或放大镜观察。

体长一般为 5~10 mm，颜色因蝇种而异，许多科类带有金属光泽，全身被有鬃毛，虫体可分为头、胸、腹 3 部分。

（1）头部 近似半球形。有一对大的复眼。雌蝇两复眼间距多较宽，雄蝇两复眼间距较窄。头前方有触角 1 对，下方有舐吸式口器 1 个。

（2）胸部 前胸和后胸均退化。中胸特别发达，其背板和侧板上的鬃毛、斑纹等特征为分类的根据。前翅 1 对，后翅退化为平衡棒。前、中、后胸各有足 1 对，每足分基节、转节、股节、胫节及跗节。

（3）腹部 由 10 节组成，一般仅可见前 5 节，后 5 节演化为外生殖器。雄蝇外生殖器是蝇种鉴定的重要依据。

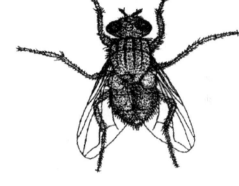

图 2-1-63 舍蝇成虫

2.蝇头（玻片标本）

标本观察方法：肉眼或放大镜观察。

近似半球形。有一对大而明显的复眼，由许多单眼组成。头顶中央有排成三角形的 3 个单眼。颜面中央有 1 对棒状触角，分 3 节，第 3 节基部外侧各有 1 根触角芒。大部分蝇类的口器为舐吸式，由基喙、中喙和 1 对唇瓣组成，基喙上有 1 对触须，口腔位于两唇瓣间。唇瓣腹面有对称排列的假气管，为食物流入口腔的通道。吸血蝇类的口器为刺吸式。

3.蝇足（玻片标本）

标本观察方法：低倍镜观察。

蝇足较短，其跗节分 5 节。足末端有爪和爪垫各 1 对，中间有 1 个爪间突。爪垫发达，密布黏毛。足和爪垫上密布鬃毛，适于黏附病原菌。

4.蝇幼虫（玻片标本）

标本观察方法：低倍镜观察，建议采用较暗光线。

在制作标本时，虫体内部组织被消化后仅余一层皮。虫体头端可见黑色的口钩。尾端可见 1 对后气门，后气门由气门环、气门裂和钮孔组成。后气门形状是幼虫分类的重要依据。

5.舍蝇幼虫后气门（玻片标本）

标本观察方法：低倍镜观察。

后气门类似"D"形，有 3 个气门裂组成，均显著呈现多次弯曲，其末端为向心性。3 个气门裂均开口在一块肾形的气门板上。气门板外面为一个完整的气门环，气门环的凹入处有一气门钮。

6.我国常见蝇种（针插标本）的形态学观察

标本观察方法：肉眼或放大镜观察。

（1）舍蝇　为中型蝇种，体长 5～8 mm，呈灰褐色。胸部背面有 4 条黑色纵纹；腹部橙黄色，在基部两侧尤明显，并有黑色纵条。

（2）大头金蝇　为大型蝇种，体长 8～11 mm，呈蓝绿色金属光泽。躯体肥大，头宽于胸，复眼深红色，颊部橙黄色。

（3）巨尾阿丽蝇　为大型蝇种，体长 5～12 mm，胸部呈灰黑色，腹部背面有深蓝色金属光泽。中胸背板前部中央有 3 条黑色纵纹，中央的 1 条较宽。

（4）丝光绿蝇　为中型蝇种，体长 5～10 mm，呈铜绿色金属光泽，颊部银白色。

（5）棕尾别麻蝇　为大型蝇种，体长 6～12 mm，呈暗灰色。胸部背面有 3 条黑色纵纹，腹部背面有黑白相间的棋盘状斑。

（6）厩螫蝇　为中型蝇种，体长 5～8 mm，呈暗灰色，形似舍蝇，具有刺吸式口器。胸部背面有 4 条不清晰的黑色纵纹，腹部背面第 2、3 节各有 3 个黑斑，第 4 纵脉末端呈弧形弯曲。

思 考 题

1.蝇的哪些形态结构与传播疾病相关？

2.如何鉴别常见的几种蝇？

（三）蚤

实验目的

1.掌握蚤成虫的基本形态特征。

2.了解蚤生活史各期的形态。

实验材料

蚤（印鼠客蚤）成虫（玻片标本）、蚤卵（玻片标本）、蚤幼虫（玻片标本）、蚤蛹（玻片标本）及常见蚤类标本。

实验方法

1.蚤成虫（玻片标本）（图 2-1-64）

标本观察方法：先肉眼观察，后低倍镜观察。

虫体两侧扁平，呈黄褐色，体长约 3 mm，无翅，虫体分为头、胸、腹 3 部分。

（1）头部　侧面观略呈三角形，有 1 对触角位于触角窝中，雄蚤触角较长。触角分 3 节，末节膨大，常又可分为 9 个假节。有的蚤在触角窝前长有单眼。蚤头部有许多鬃，根据生长部位可分为眼鬃、颊鬃、后头鬃等。个别种类颊部边缘生有若干粗壮的棕褐色扁刺，排成梳状，称为颊栉。颊部前下方有刺吸式口器。

（2）胸部　分成前、中、后 3 节，无翅。有 3 对长而发达的足，每足分基节、转节、股节、胫节及跗节，尤以基节特别宽大，跗节分为 5 节，末节具 1 对爪。

（3）腹部　由 10 节组成，前 7 节称正常腹节，有 1 对气门位于每节背板两侧。雌蚤第

7～9腹节，雄蚤第8、9腹节变形为外生殖器，第10腹节为肛节。雌蚤腹部钝圆，在第7～8腹板的位置上可见"C"形的受精囊。雄蚤腹部末端较尖，其第9背板和腹板分别形成上抱器和下抱器。雄蚤外生殖器与雌蚤受精囊均可作为蚤的分类依据。

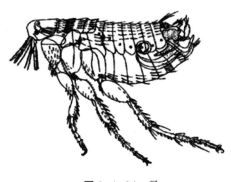

图2-1-64 蚤

2.示教标本

（1）蚤卵（玻片标本）

标本观察方法：低倍镜观察。

椭圆形，长0.4～1.0 mm。初产时白色，有光泽，以后逐渐变成暗黄色。

（2）蚤幼虫（玻片标本）

标本观察方法：低倍镜观察。

为长圆柱形，形似蛆而小，无足，有三龄期。成熟（三龄）幼虫体长可达4～6 mm。体白色或淡黄色，连头共14节，每个体节上均有1～2对鬃。头部有1对触角，无眼，口器为咀嚼式口器。

（3）蚤蛹（玻片标本）

标本观察方法：先肉眼观察，后低倍镜观察。

茧呈黄白色，外面常黏着一些灰尘或碎屑，色较暗。蛹已具成虫雏形，乳白色，其头、胸、腹及足均已形成。

（4）常见蚤类标本的形态学观察

1）致痒蚤

标本观察方法：低倍镜观察。

在眼下方有1根眼鬃毛。受精囊的头部圆形，尾部细长且弯曲。

2）印鼠客蚤

标本观察方法：低倍镜观察。

在眼的前方有1根眼鬃毛。受精囊大部分呈暗色，其头部与尾部宽度相近。

思 考 题

蚤传播的疾病有哪些？

（四）虱

实验目的

1.掌握虱成虫的外部形态特征，识别人虱和耻阴虱。

2.了解虱生活史各期的形态。

实验材料

人虱（玻片标本）、耻阴虱（玻片标本）、虱卵（玻片标本）、虱若虫（玻片标本）。

实验方法

1.人虱（玻片标本）（图 2-1-65）

标本观察方法：先肉眼观察，后低倍镜观察。

体狭长，雌虱可达 4.4 mm，雄虱稍小。呈灰白色，腹背扁平，分头、胸、腹 3 部分。

（1）头部　略呈菱形，有 1 对触角，单眼 1 对位于触角后方。触角约与头等长，分 5 节，向头两侧伸出。头顶端有可伸缩的刺吸式口器。

（2）胸部　3 节融合，中胸侧面有 1 对胸气门，无翅。有 3 对粗壮足。各足胫节末端内侧有指状胫突，跗节仅 1 节，其末端有 1 个大而弯曲的爪，爪与胫突配合形成抓握器，因而虱能紧握宿主的毛发或内衣的纤维而不致脱落。

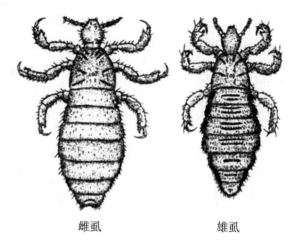

雌虱　　　　　雄虱

图 2-1-65　人体虱

（3）腹部　共 9 节，其前 7 节明显。第 1～6 节各有 1 对气门。雌虱腹部末端呈"W"形，雄虱腹部末端呈"V"字形。

人头虱和人体虱形态区别甚微。人头虱形体略小，颜色稍深，其触角较粗短。

2.耻阴虱（玻片标本）（图 2-1-66）

标本观察方法：先肉眼观察，后低倍镜观察。

体形宽短似蟹状，呈灰白色。雌虱体长 1.5～2.0 mm，雄虱稍小。胸部宽而短，前足及爪均较细小，中、后足胫节和爪明显粗大。腹部较小，前部较宽，后部渐窄。由于前 4 节融合，前 3 对气门排成斜列。第 5～8 节侧缘有锥形突起，上有刚毛。

3.虱卵（玻片标本）

标本观察方法：先肉眼观察，后低倍镜观察。

卵呈长椭圆形，大小约 0.8 mm×0.3 mm，白色。卵游离端有卵盖，上有气孔和小室。

4.虱若虫（玻片标本）

标本观察方法：先肉眼观察，后低倍镜观察。

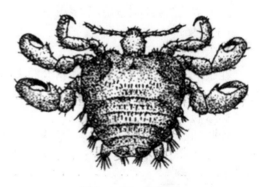

图 2-1-66　耻阴虱

其外形与成虫相似，但较小，颜色较淡。其腹部较短，生殖器官尚未发育成熟。

思 考 题

1.虱的哪些形态结构有利于寄生生活？

2.虱传播哪些疾病？

（五）螨

实验目的

1. 掌握疥螨和蠕形螨成虫的形态特征。
2. 熟悉蠕形螨的检查方法。

实验材料

人疥螨玻片标本、蠕形螨玻片标本。

实验方法

1. 人疥螨（玻片标本）（图 2-1-67）

标本观察方法：先低倍镜后高倍镜观察。

虫体呈椭圆形或近圆形，背面隆起，腹面扁平，浅黄色或乳白。雌螨大小为（0.3~0.5）mm×（0.25~0.4）mm；雄螨为（0.2~0.3）mm×（0.15~0.2）mm。分为颚体和躯体两部分，无眼和气门。

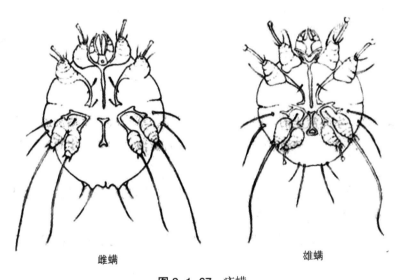

雌螨　　　　　　　　　　　雄螨

图 2-1-67　疥螨

（1）颚体　短小，位于前端。由 1 对钳状螯肢和 1 对须肢组成。

（2）躯体　背面有成列的鳞片状皮棘和横行的波状横纹，后半部有几对杆状刚毛和长鬃。腹面光滑，有 4 对足和少数刚毛。足短粗，呈圆锥形，2 对向前，2 对向后。雌、雄螨前 2 对足的末端均有具长柄的爪垫。雌、雄螨后 2 对足的末端不同：雌螨均为长刚毛，雄螨的第 3 对足为长刚毛，其第 4 对足末端为吸垫。

2. 蠕形螨（玻片标本）（图 2-1-68）

标本观察方法：先低倍镜，后高倍镜观察。

螨体狭长，呈蠕虫状，半透明，乳白色。成虫体长 0.1~0.4 mm，雌螨略大于雄螨。

（1）颚体　位于虫体前端，宽短呈梯形，1 对针状螯肢，1 对须肢分 3 节。

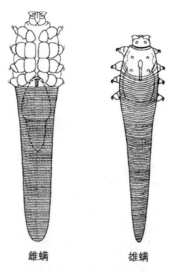

雌螨   雄螨

图 2-1-68 毛囊蠕形螨

（2）躯体 由足体和末体两部分组成。在足体腹面有 4 对粗短呈芽突状的足。末体细长，末端钝圆，体表有明显的环状横纹。

毛囊蠕形螨和皮脂蠕形螨的主要鉴别点：毛囊蠕形螨较长，末端较钝圆，末体占躯体长度的 2/3 ~ 3/4；皮脂蠕形螨略短，末端略尖呈锥状，末体约占躯体长度的 1/2。

思 考 题

1.疥螨通过哪种方式传播？
2.蠕形螨通过哪种方式传播？

第二章 医学免疫学

第一节 凝集反应

细菌、螺旋体、红细胞等天然颗粒性抗原或者吸附于非免疫相关颗粒上的可溶性抗原，在适当条件（适宜的温度、酸碱度、电解质等）下与相应抗体相互作用，当两者比例适当时，形成肉眼可见的凝集物的现象称为凝集反应，参与凝集反应的抗原称为凝集原，抗体称为凝集素。根据参与反应的抗原性质不同，凝集反应分为直接凝集反应和间接凝集反应。

细菌、红细胞等天然颗粒性抗原，在适当条件下直接与相应的抗体相互作用，出现肉眼可见的凝集块，称为直接凝集反应。直接凝集反应试验常用的方法有玻片法和试管法，前者为定性试验，常用于菌种鉴定及人类 ABO 血型鉴定；后者为定量试验，常用于判定抗体的效价，以协助临床诊断或供流行病学调查研究，如诊断伤寒或副伤寒的肥达反应、诊断布氏菌病的瑞特反应均为试管凝集反应。

将可溶性抗原（或抗体）吸附或偶联在非免疫相关颗粒载体表面，使其成为致敏颗粒，然后再与相应抗体（或抗原）相互作用，在适当条件下，形成由载体颗粒凝集的团块，称为间接凝集反应。常用的载体颗粒有正常人 O 型红细胞、绵羊红细胞、活性炭颗粒、乳胶颗粒等。根据致敏载体的方式不同，间接凝集反应试验又分为正向间接凝集试验、反向间接凝集试验、间接凝集抑制试验和协同凝集试验等。

实验目的

1. 掌握玻片凝集试验的操作方法与结果判定。
2. 熟悉玻片凝集试验的用途。

实验原理

玻片凝集试验是在玻片上将天然颗粒性抗原（如红细胞、细菌等）与相应抗体混合，在适当条件下，如两者对应便发生特异性结合，形成肉眼可见的凝集物，即为阳性；如两者不对应，则无凝集物出现，即为阴性。此法常用已知抗体检测未知抗原，属定性试验，主要用于细菌鉴定和分型、人类 ABO 血型的鉴定等。现以人类 ABO 血型的鉴定为例介绍玻片凝集试验。

实验材料

1. 抗 A 标准血清、抗 B 标准血清。

2. 载玻片、一次性无菌采血针、75% 乙醇棉球、消毒干棉签、牙签、生理盐水、小试管、毛细吸管等。

实验方法

1. 制备红细胞悬液

用 75% 乙醇棉球消毒左手无名指指端，然后用一次性无菌采血针迅速垂直刺破皮肤，用消毒干棉签擦去第一滴血，挤出第 2、3 滴血放入装有 0.5 ml 生理盐水的小试管中，混匀，配制成 2%~5% 红细胞悬液。用消毒干棉签压迫止血。

2. 滴加抗体

取干净载玻片一块，在载玻片两端分别滴加抗 A、抗 B 标准血清各 1 滴。

3. 加样

用毛细吸管吸取红细胞悬液，分别滴加 1 滴于 抗 A 标准血清、抗 B 标准血清中，再用牙签的两端分别搅拌混匀，静置 5~10 min 后观察结果。

注意事项

1. 试验用载玻片要清洁。由于抗 A 和抗 B 标准血清颜色不同，因此玻片上不需要注明 A 和 B 字样。

2. 待检红细胞悬液不宜过稀或过浓。

3. 所用抗 A、抗 B 标准血清必须在有效期内使用。

4. 用牙签混匀标准血清和红细胞时，应注意分别用不同端混匀 A、B 两侧，以免因混淆血清而产生错误结果。

5. 要及时观察结果，以防时间过长使标本干涸而影响结果的观察和判定。

实验结果

置玻片于白色背景下观察，混合液由均匀红色混浊状逐渐变为透明，并出现大小不等的红色凝集块者即为红细胞凝集，为阳性；若混合液仍然呈均匀混浊状，无凝集块，则表明红细胞未发生凝集，为阴性。血型鉴定试验结果判定见表 2-2-1。

表 2-2-1　血型鉴定试验结果判定

抗 A 标准血清	抗 B 标准血清	血型
+	−	A
−	+	B
+	+	AB
−	−	O

"+" 表示凝集，"−" 表示不凝集

思 考 题

1. 为什么用两种抗血清可确定 4 种 ABO 血型？
2. ABO 血型鉴定的临床意义是什么？

第二节　沉淀反应——双向琼脂扩散试验

沉淀反应是指可溶性抗原（如细菌毒素、血清蛋白、组织浸出液等）与相应抗体特异性结合，在两者比例适当并有电解质存在及一定温度条件下，可形成肉眼可见的沉淀物的反应。根据反应中使用的介质和检测方法不同，可将沉淀反应分为液相沉淀反应和凝胶内沉淀反应两种类型。前者指可溶性抗原与相应抗体在含电解质的液体介质中结合，形成可见沉淀物，如环状沉淀试验和免疫比浊试验；后者指可溶性抗原与相应抗体在半固体琼脂内进行扩散，当两者比例适当时就出现白色沉淀线或沉淀环，此法称为琼脂扩散。琼脂扩散试验又可分为双向琼脂扩散试验、单向琼脂扩散试验、火箭电泳及免疫电泳等。值得指出的是，免疫比浊试验与现代光学仪器和自动分析技术相结合，适应了现代检测技术快速、准确、微量和自动化的要求，在临床检验中已逐渐取代其他沉淀反应方法。

实验目的

1. 掌握双向琼脂扩散试验的原理和应用。
2. 熟悉双向琼脂扩散试验的基本操作方法。

实验原理

双向琼脂扩散试验（图 2-2-1）是将可溶性抗原、抗体分别加入琼脂板相对应的孔中，由于两者各自向四周扩散，故称双向琼脂扩散。如果两者对应，在比例适当处形成可见的一条白色沉淀线；如果同时存在多对抗原抗体系统，因其扩散速度不同，可在琼脂中出现多条

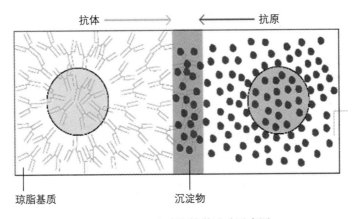

图 2-2-1　双向琼脂扩散试验示意图

沉淀线。因此观察沉淀线的位置、数量、形状以及对比关系，可对抗原或抗体进行定性分析。此试验为定性试验，常用于抗原或抗体的纯度分析。也可用已知的抗原（或抗体）检测未知的抗体（或抗原），此时，可用不同稀释度的抗原或抗体作检测，用抗原的相对稀释度和抗体的效价反映其相对含量。本试验以检测血清甲胎蛋白（AFP）为例。

实验材料

1. 抗体　抗 AFP 抗体。
2. 抗原　AFP 阳性血清。
3. 待检血清　按 1：2、1：4、1：8、1：16 比例稀释。
4. 其他　生理盐水、1% 琼脂盐水、载玻片、直径 3mm 打孔器、微量加样器、吸头等。

实验方法

1. 琼脂板的制备

将载玻片置于水平台面上，用吸管吸取加热溶化的 1% 琼脂盐水 4 ml，均匀地浇注在载玻片上，注意勿产生气泡。

2. 打孔

待琼脂凝固后，将琼脂板置于图样上（图 2-2-2），用打孔器打孔，孔径为 3 mm，孔间距为 5 mm，然后挑出孔内琼脂。

3. 加样

用微量加样器于中央孔加入一定量抗 AFP 抗体，周围孔 1 加入已知 AFP 阳性血清作为阳性对照，周围孔 2 ~ 5 孔分别加入按 1：2、1：4、1：8、1：16 比例稀释的待检血清（图 2-2-3），周围孔 6 加入生理盐水作为阴性对照。加样时以加满小孔为度，避免出现气泡和样品溢出孔外的现象。

4. 反应

将琼脂板放入湿盒内置 37℃恒温箱中，24 h 后取出，观察结果。

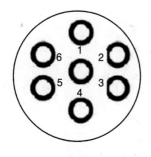

图 2-2-2　琼脂板打孔样图

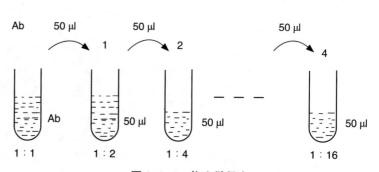

图 2-2-3　倍比稀释法

实验结果

观察孔间沉淀线的数目及特征（图2-2-4）。

（1）观察抗原抗体之间是否生成白色沉淀线，以出现可见沉淀线的抗体最大稀释度的那一孔为效价。

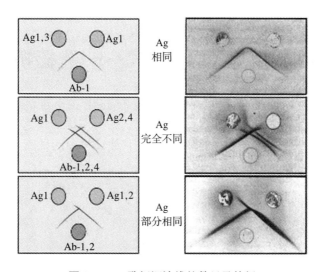

图2-2-4 孔间沉淀线的数目及特征

（2）沉淀线的数目 如果生成一条沉淀线，说明只有一对抗原抗体特异性结合；如果出现数条沉淀线，说明同时有数对抗原抗体各自特异性结合。

（3）沉淀线的位置、外形与反应物的浓度、分子量有关。

本试验周围孔1（AFP阳性血清）与中央孔（抗AFP抗体）之间应出现清晰的白色沉淀线。其余各孔则根据与中央孔之间有无沉淀线及沉淀线的特征判断结果。周围孔2~5中待检血清标本与中央孔产生沉淀线，并随抗原浓度降低，沉淀线由近中央孔逐渐转为近周围孔。周围孔6中是生理盐水，为阴性对照，与中央孔间无白色沉淀线。

注意事项

1. 在玻片正面做好标记，玻片应水平放置。琼脂一定要加热均匀以后再进行铺胶，铺胶动作要快，均匀，薄厚一致。

2. 反应时间要适宜，一般在反应27 h后观察沉淀线的形成情况。时间过长，沉淀线可解离而导致假阳性；时间过短，则沉淀线不出现或不清楚。

3. 琼脂浓度对沉淀线形成速度的影响 一般来说，琼脂浓度越大，沉淀线出现越慢。

4. 加样时抗体、阳性血清及每份待检标本应各用1支吸头，以免混淆，影响试验结果。每个孔的加样量应保持一致，既要使每个孔都被加满，又不能使样品溢出孔外。加样时应注意不要将琼脂划破，以免影响沉淀线的形状。

思 考 题

1. 双向琼脂扩散试验中怎样通过沉淀线来判断抗原与抗体是否对应？
2. 双向琼脂扩散试验中怎样判断待检血清标本中的抗原或抗体的含量？
3. 双向琼脂扩散试验有什么应用？
4. 根据双向琼脂扩散试验的原理，设计检测免疫血清效价的实验。

第三节　间接免疫荧光技术——抗核抗体的检测

免疫荧光技术是以荧光物质标记的特异性抗体或抗原作为标准试剂，用于相应抗原或抗体的分析鉴定和定量测定。免疫荧光技术包括荧光抗体染色技术和免疫荧光测定两大类。荧光抗体染色技术是用荧光抗体对细胞、组织切片或其他标本中的抗原或抗体进行鉴定和定位检测，可在荧光显微镜下直接观察结果，称为免疫荧光显微技术，或是应用流式细胞仪进行自动分析检测，称为流式免疫荧光技术。免疫荧光测定主要有时间分辨免疫荧光测定和荧光偏振免疫测定等。本次实验以免疫荧光显微技术检测抗核抗体（ANA）。

实验目的

熟悉间接免疫荧光试验的原理、方法及用途。

实验原理

以小鼠肝细胞或某些培养细胞（如 Hep-2）作抗原片，将患者血清加到抗原片上，如果血清中含有抗核抗体（ANA），就会与细胞核成分特异性结合。加入荧光素标记的抗人 IgG 抗体又可与 ANA 结合，在荧光显微镜下可见细胞核部位呈现荧光。

实验材料

1. 抗原片　现多用商品试剂。如需自行制备，方法如下：

（1）肝印片制备　取 4～8 周龄小鼠，断颈杀死后，剖腹取肝。将肝剪成平面块，用生理盐水洗去血细胞，用滤纸吸干渗出的浆液。将切面轻压于载玻片上，使其在载玻片上留下薄层肝细胞。冷风吹干后，用乙醇固定，置冰箱保存，1 周内使用。

（2）Hep-2 细胞抗原片制备　Hep-2 细胞是建株的人喉癌上皮细胞，经适宜培养在载玻片上形成单层细胞抗原片，用洗涤液洗去培养基，干燥后，用无水乙醇固定。

（3）肝切片制备　取小鼠肝组织作冰冻切片，厚度为 4 μm。-30℃保存备用。

2. 异硫氰酸荧光素（FITC）标记的抗人 IgG 抗体（FITC- 抗人 IgG 抗体）　有商品供应，临用时按效价稀释。

3. 0.01 mol/L pH 7.2 PBS。

4. 缓冲甘油 取甘油 9 份加 PBS 1 份。

5. 待测血清、阳性和阴性对照血清 临床标本筛选获得。

6. 器材 荧光显微镜、孵箱、有盖湿盒、染色缸、吸管、试管等。

实验方法

1. 准备

检查加样板，生物载片恢复室温，标记。

2. 稀释

用 PBS-Tween 缓冲液稀释血清，设阴、阳性对照。

3. 加样

加样板放于泡沫塑料板上，各滴加 25 μl 稀释后血清至加样板的每一反应区，避免气泡。加完所有标本后开始温育。

4. 温育

将生物载片盖于加样板的凹槽里，反应开始，室温温育 30 min。

5. 冲洗

用烧杯盛 PBS-Tween 缓冲液流水冲洗生物载片，然后立即将其浸入盛有 PBS-Tween 缓冲液的小杯中至少 1 min。不必混摇。

6. 加样

滴加 20 μl 荧光素标记的抗人球蛋白（结合物）至一洁净加样板的反应区，完全加完方可继续温育。荧光素标记的抗人球蛋白用前需混匀并以 PBS-Tween 缓冲液稀释。

7. 冲洗

用烧杯盛 PBS-Tween 缓冲液流水冲洗生物载片，然后立即将其浸入盛有 PBS-Tween 缓冲液的小杯中至少 1 min。不必混摇。

8. 封片

将盖片直接放于泡沫塑料板凹槽中，滴加甘油 /PBS 至盖片（每个反应区约 10 μl）。从 PBS-Tween 缓冲液中取出 1 张生物载片，用滤纸擦干其背面、四边及反应区间隙。将生物载片面朝下放在已准备好的盖玻片上，立即查看并调整，使盖玻片嵌入载片的凹槽中。依次继续下一张。

实验结果

荧光显微镜下观察。

1. 细胞核发黄绿色荧光为阳性染色细胞，不发荧光为阴性。抗原片中出现阳性染色细胞为 ANA 阳性，否则为阴性。阳性待检血清可作进一步稀释后测定效价。

2. 根据细胞核着染色荧光的图像，可区分为：

（1）均质型 细胞核呈均匀一致的荧光。

（2）周边型（核膜型） 细胞核周围呈现荧光。

（3）斑点型（颗粒型） 细胞核内呈现斑点状荧光。

（4）核仁型 核仁部分呈现荧光。

（5）混合型　两种以上核染色。

（6）应用细胞片做抗原片可检出着点型（ACA）。

注意事项

1. PBS-Tween 缓冲液在 4℃ 下可存放 2 周。

2. 根据每次实验的标本量决定需要稀释的 FITC 标记的抗人球蛋白的量，稀释后可在 4℃ 下可存放 1 周。

3. 血清或 FITC 标记的抗人 Ig 应滴加至加样板上，不能直接滴加到载片上。

4. 载片盖到加样板上后，确保反应区与液滴完全接触后，才开始计时温育。

5. 冲洗载片时水流要缓慢，以免冲洗掉基质。载片上的反应区应保持湿润，不要将载片风干。

6. 封片时不可用力挤压盖玻片，以免损坏基质。可左、右挪动盖玻片以使其正确嵌入载片凹槽里。

7. 封片介质含有荧光稳定剂，应保存在 2～8℃。封好的载片可于 4℃ 长期保存。

临床意义

间接免疫荧光技术是检测 ANA 最常用的方法。该方法简便、敏感，且可根据核染色形态确定核抗原的类型。

鼠肝印片细胞分布不均匀，多有重叠，冲洗时易丢失。Hep-2 细胞具有核大、有丝分裂旺盛、核内细胞器较明显、具备人源性抗原的特征，对诊断和鉴别不同类型的自身免疫性疾病十分有利。

思考题

1. 简述免疫荧光标记检测的原理。

2. 免疫荧光标记检测时为何设各种对照？

第四节　酶联免疫吸附试验——双抗体夹心法检测乙肝病毒表面抗原

免疫标记技术（immunolabeling technique）是指用荧光素、放射性核素、酶、发光剂或电子致密物质（胶体金、铁蛋白）等作为示踪剂标记抗体或抗原而进行的抗原－抗体反应。该方法具有高灵敏度、高特异性、快速等优点，能进行定性、定量和定位测定，易于观察结果并适合自动化检测，广泛用于各种微量生物活性物质的分析鉴定和定性检测。根据实验中使用的标记物与检测方法的不同，免疫标记技术可分为免疫酶技术、免疫荧光技术、放射免疫技术、金免疫技术和免疫发光技术等。免疫酶技术是一种用酶标记抗体（或抗原）以检测特异性抗原（或抗体）的方法。本法将抗原－抗体反应的高度特异性与酶对底物的高效催化作用有效地结合起来，借助酶作用于底物的显色反应判断结果，用酶标测定仪测定光密度（OD）值可反映待测抗原或抗体的含量。常用作标记物的酶有辣根过氧化物酶（horseradish peroxidase，HRP）和碱性磷酸酶（alkaline phosphatase，AP）等。HRP 对应的底物为邻苯二胺、四甲基联苯胺，AP 对应的底物为对硝基苯磷酸酯。常用的方法有酶联免疫吸附试验（enzyme linked immunosorbent assay，ELISA）和酶免疫组织化学技术。前者用于可溶性抗原如细胞因子、免疫球蛋白、激素、药物半抗原等的检测，后者用于检测组织或细胞表面的特异性抗原。

实验目的

1. 掌握酶联免疫吸附试验（ELISA）的原理和操作方法。
2. 掌握 ELISA 双抗体夹心法的原理、操作过程和注意事项，能够对结果做出正确判定。

实验原理

ELISA 是将抗原抗体反应与酶促反应有机地结合起来的一种试验手段，具有免疫反应的特异性和酶促反应的灵敏性。检测时，使待测的抗体或抗原以及酶标的抗原或抗体按不同的步骤与固相载体表面的抗原或抗体反应，最后结合在固相载体上的酶量与标本中待测物质的量成一定比例。加入酶促底物后，底物经酶促反应显色，颜色深浅与待测抗体或抗原含量成正比。故可根据颜色的有无、深浅推断被测物的存在与否和量的多少。

实验材料

棉拭子、规格板、试管、ELISA 微孔板、枪式取样器、酶标检测仪、湿盒、水浴箱。

实验方法

1. 样本采集

用棉拭子蘸 1% 血清磷酸盐缓冲液（pH 7.2～7.4），对医院门把手、水龙头和医疗器械等表面涂抹 10 次。对桌面、样本台、床头柜等用规格板涂抹采样 100 cm²。将采样棉拭子浸入 1.5 ml 磷酸盐缓冲液中，带回实验室。将样品置 4℃冰箱内过夜，以其浸出液做待测标本。

2. 检测过程（图 2-2-5）

（1）抗体包被　用 pH 9.6 Na_2CO_3–$NaHCO_3$ 缓冲液将抗 HBs 稀释至适当浓度，向微孔板

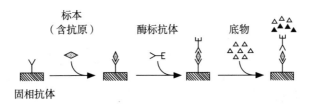

图 2-2-5　ELISA 双抗体夹心法过程示意图

中每孔加 100 μl，4℃放置过夜。

（2）洗涤　弃去包被板孔内液体，用洗涤液注满各孔，静置 20 s，甩干，反复洗涤 3 次，于吸水纸上拍干。

（3）加样　每孔加 PBS100 μl，待测标本 20 μl，每板设阴、阳性对照和空白对照，用不干胶密封微孔板，置 43℃水浴保温 50 min，弃去孔内液体，用洗涤液洗涤 3 次，于吸水纸上拍干。

（4）加酶标抗体　每孔加 HRP- 抗 HBs100 μl（空白孔不加），用不干胶密封微孔板，置 43℃水浴保温 50 min，弃去孔内液体，用洗涤液洗涤 3 次，于吸水纸上拍干。

（5）加底物　每孔加底物 OPD–H$_2$O$_2$100 μl，37℃水浴保温 20 min 后加入终止液 50 μl。

（6）结果检测　用酶标检测仪在波长 492 nm 测吸光度值（A），用空白孔进行调零，读取各孔的 A 值，以标本吸光度值 / 阴性吸光度值≥2.1 判断为阳性，否则为阴性。

实验结果

空白对照孔应无色，阳性对照孔呈棕黄色，标准系列各孔颜色由低浓度到高浓度逐渐变深。

注意事项

1. 底物应在临用前配制，避光保存。
2. 有免疫活性的试剂，按要求稀释后，不宜存储使用，以免活性降低。
3. 包被抗体的浓度借由预实验加以确定。
4. 包被抗 HBs 的反应板，经洗涤吸干后，在 4℃干燥保存可使用 3 个月。
5. 加入终止液后应尽快测定，超过 30 min 则结果不准确。

思 考 题

1. ELISA 操作中重要的关键步骤是什么？
2. 请用间接 ELISA 设计一个检测可溶性细胞因子 TNF-α 的实验。

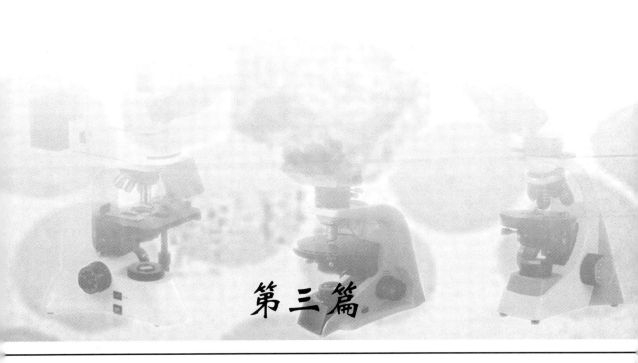

第三篇

综合性实验

第一章　病原生物学

第一节　空气中微生物的杀灭方法

微生物的分布非常广泛，空气、土壤、湖泊中存在着大量的微生物，微生物的生长繁殖依赖于外界环境，极易受外界环境各种因素的影响。本章实验介绍常用的空气中微生物消毒灭菌的三种方法。

一、紫外线照射法

实验目的

1. 掌握紫外线照射法灭菌的原理。
2. 熟悉紫外线照射法灭菌的操作。

实验原理

波长为 200～300 nm 的紫外线具有杀菌能力（也包括日光中的紫外线），其中波长为 265～266 nm 的紫外线因与 DNA 吸收光谱一致，所以杀菌力最强，它诱导了相邻胸腺嘧啶形成二聚体，从而抑制了 DNA 的复制与转录，导致细菌的变异与死亡。另一方面，空气中的氧在紫外线作用下可产生部分臭氧（O_3）。O_3 有杀菌作用。紫外线杀菌力虽然强，但其穿透力弱，故只适用于无菌室、接种箱、手术室内的空气及物体表面的灭菌。紫外线灯距照射物以不超过 1.2 m 为宜，在波长一定的条件下，紫外线的杀菌效率与强度和时间的乘积成正比。

实验材料

1. 菌种　大肠埃希菌培养物。
2. 培养基　琼脂平板。
3. 其他　镊子、无菌棉签、含有紫外灯的超净工作台。

实验方法

1. 用无菌棉签分别蘸取大肠埃希菌菌液于 2 个琼脂平板 A（开盖照射）、B（不开盖照射）上密集涂布，做好标记。
2. 将 B 平板盖好后，与 A 平板及平皿盖一起放在紫外灯下直接照射 30 min。
3. 将平皿盖盖好后，37℃温箱培养 18～24 h，观察结果。

实验结果

A 平皿中有大肠埃希菌的生长，细菌形成菌苔，B 平皿中无大肠埃希菌的生长。

注意事项

1. 紫外线灭菌后，产生的臭氧对人体有危害，应通风 5 min 后再进行操作。
2. 灭菌波长的紫外线对人体皮肤、眼睛有损伤作用，使用时应注意保护。

临床意义

紫外线可以用于病房、手术室消毒，也可用于物体表面消毒。

思 考 题

哪些因素影响紫外线杀菌效果？

二、滤过除菌法

实验目的

熟悉滤过除菌法除去空气中微生物的原理及操作。

实验原理

空气除菌主要用于除去空气中的细菌、真菌，一般不能除去病毒和支原体。HEPA 过滤器即高效分子空气过滤器（high efficiency particulate air filter，HEPA），分为初、中、高三级，能除掉空气中 0.5 ~ 5 μm 的尘埃微粒，也就清除了附着在尘埃上的细菌等微生物。初级过滤采用塑料泡沫海绵，过滤率在 50% 以下；中级过滤用无纺布，过滤率在 50% ~ 90%；高效或亚高效过滤用超细玻璃滤纸，过滤率为 99.95% ~ 99.99%。

实验材料

1. 培养基　琼脂平板。
2. 其他　生物洁净室。

实验方法

1. 将两个琼脂平板做好标记，A 平皿（开盖放置），B 平皿（不开盖放置）。
2. 将 A、B 两个平皿在生物洁净室放置 30 min。
3. 将 B 平皿盖盖好后，37℃温箱培养 18 ~ 24 h，观察结果。

实验结果

A、B 平皿中无细菌或真菌的生长繁殖。

临床意义

1.生物洁净技术是采用合理的气流方式滤过空气中的尘埃，清除细菌等微生物，达到空气洁净的目的。

2.滤过除菌法还用于一些不耐高温的血清、毒素、抗生素的除菌。

三、化学消毒法

许多化学制剂能够抑制和杀灭细菌。浓度高的，用于杀死细菌的化学制剂称消毒剂，浓度低时，能抑制细菌的生长繁殖的化学制剂称防腐剂。化学试剂因对人体细胞有毒副作用，通常只能外用。一些常用的空气消毒灭菌的化学试剂见表 3-1-1。

表 3-1-1 常用空气消毒剂的种类及使用方法

类别	名称	使用方法
过氧化物	过氧乙酸	2% 过氧乙酸每立方米 8 ml，时间 30 ~ 120 min
	二氧化氯	二氧化氯溶解于水中饱和后，即向空气扩散，当空气中浓度达到 4 mg/m³ 时，可达到消毒的目的
酸碱类	醋酸	5 ~ 10 ml/m³ 加等量水蒸发，房间消毒
	乳酸	乳酸 10 ~ 15 g 或 20 ml 2% 水溶液加温蒸发
醛类	甲醛	10% 甲醛溶液加等量水，加温蒸发，密闭房间 6 ~ 24 h，或加半量高锰酸钾产生烟雾，消毒效果更好

第二节 细菌的动力检查

实验目的

1.掌握细菌运动的观察方法。
2.熟悉常用的检测细菌动力的实验技术。
3.了解暗视野显微镜的结构和原理。

实验原理

鞭毛是细菌的运动器官。具有鞭毛的细菌在液体环境中能主动、自由游动，速度快。螺旋体也是一类细长、柔软、弯曲成螺旋状、运动活泼的原核细胞型微生物，介于细菌与原虫之间，其内鞭毛能使其进行移行、屈伸、滚动等方式的运动。

检查细菌有无运动的方法很多，有悬滴法、压滴法、暗视野显微镜和相差显微镜检查法、半固体琼脂培养基法等。

实验材料

1.菌种　铜绿假单胞菌、葡萄球菌、钩端螺旋体的液体培养物。

2.凡士林、眼科镊、接种环、凹玻片、载玻片、盖玻片、暗视野显微镜、半固体琼脂培养基。

实验方法

（一）半固体培养基培养法

见第二篇第一章第三节细菌的人工培养法中的"细菌的接种技术"。

（二）悬滴法

1.取两张凹玻片，用火柴棒于凹窝周围涂凡士林少许。

2.用眼科镊取2张盖玻片，再用接种环分别挑取铜绿假单胞菌和葡萄球菌液体培养物2～3环，分别放在2块盖玻片中央。若为固体培养物,则须先用生理盐水2～3环涂于盖玻片上,然后用接种环取菌苔少许放于生理盐水中，磨散呈云雾状。

3.分别将2块凹玻片翻转，覆盖于盖玻片上，使盖玻片的菌液正好居凹窝中央，然后轻按凹玻片使其与盖玻片黏合紧密。

4.两手持凹玻片两端，迅速翻转过来，使菌液垂悬于凹窝中心，置玻片于显微镜载物台上。

5.将显微镜光圈缩小或降低聚光器，先用低倍镜找到悬滴边缘，并移至视野中央，然后用高倍镜检查。

（三）压滴法

1.用接种环分别挑取铜绿假单胞菌和葡萄球菌液体培养物2～3环，分别放在2块载玻片中央。

2.用眼科镊取盖玻片，分别压盖于菌液上，即成压滴。

3.将载玻片置于载物台上，同悬滴法在显微镜下观察细菌的形态及运动。

（四）暗视野显微镜检查法

1.取钩端螺旋体液体培养物，滴于载玻片上，轻轻盖上盖玻片。

2.在暗视野显微镜聚光器上加1滴镜油，将标本置于载物台上，上升聚光器使载玻片背面与镜油接触。

3.低倍镜下调节反光镜，使光集中在聚光器上，调节清楚视野后再换高倍镜观察。

4.结果观察　在黑色背景中可清楚地见到闪烁光亮的螺旋体，一端或两端弯曲呈钩状，有时菌体屈曲呈"C""S"等字形。螺旋体运动活泼，出现翻转、滚动等运动，或以波浪式朝前方移动。

注意事项

1.在悬滴法中，菌液悬滴不能与凹玻片接触。

2.悬滴法中用显微镜观察时，因凹玻片较厚，油镜焦距很短，故一般不能用油镜进行检查。

3.在压滴法中,进行压滴操作时,应先使盖玻片的一边接触菌液,慢慢放下,以免气泡产生。

临床意义

通过检查细菌的动力,判断细菌是否有鞭毛,初步鉴定细菌。

思考题

1.在显微镜下,铜绿假单胞菌和葡萄球菌的运动有何不同?
2.常用于观察细菌运动的实验有哪几种?各有何优、缺点?

第三节　细菌对抗生素敏感性试验

抗生素是指某些微生物(大多数是放线菌和真菌,极少数是细菌)在生长繁殖过程中,产生的能抑制或杀灭某些生物细胞(如微生物和肿瘤细胞)的合成代谢产物。一种抗生素只对一定种类的生物细胞有拮抗作用,这种作用范围称抗菌谱。抗生素的抗菌机制主要表现在影响细胞壁的合成、损伤或破坏细胞膜的结构、干扰细胞糖类的代谢以及抑制核酸或蛋白质的合成,这些作用都有一定的选择性。

各种致病菌对化学药物、抗生素等敏感性各异,即使同一种细菌的不同菌株对不同药物的敏感性也常发生改变,甚至出现耐药菌株,即产生耐药性变异。因此,测定细菌对药物的敏感程度,对于临床治疗中选择用药,及时控制感染具有重要意义。常用方法有纸片琼脂扩散法和稀释法。

一、纸片琼脂扩散法

实验目的

1.掌握纸片琼脂扩散法(K-B法)的原理、操作方法、结果的判读及其临床意义。
2.了解纸片琼脂扩散法的质量控制。

实验材料

1.菌种　金黄色葡萄球菌16~18 h肉汤培养物、大肠埃希菌16~18 h肉汤培养物。
2.培养基　采用水解酪蛋白(M-H)琼脂。
3.抗菌药物纸片　选择直径6.35 mm,吸水量20 μl的专用药敏纸片(表3-1-2)。冷冻干燥后密封,置 -20℃保存备用。需反复使用的药敏纸片可保存于4℃冰箱内。本次试验用青霉素、链霉素、红霉素、庆大霉素纸片等。
4.麦氏标准比浊管的制备　0.048 mol/L(1.175%)氯化钡0.5 ml加0.18 mol/L(1%)硫酸溶液99.5 ml,混匀后分装试管,每管4~6 ml,密封,置室温暗处保存。其浊度为0.5麦氏比浊标准,相当于 $1.5×10^8$ cfu/ml的含菌量。用前混匀,每半年重新配制一次。
5.接种菌液的准备　用接种环挑取金黄色葡萄球菌或大肠埃希菌4~5个菌落,置于生理盐水或肉汤管中,校正菌液浓度至0.5麦氏比浊标准。校正后的菌液应在15 min内接种。

实验方法

纸片琼脂扩散法检验程序：用无菌棉签蘸取已制备好的菌液，在管内壁将多余菌液旋转挤去后，均匀涂布于水解酪蛋白琼脂表面，涂布3次，每次旋转平板60°，最后沿平板内缘涂抹一周（蘸菌棉签用后放入消毒缸中，勿乱丢）。盖上平皿盖，在室温下干燥3~5 min后，用无菌镊子将药敏纸片贴于琼脂表面，用镊尖下压，使其贴牢。纸片贴上后就不再移动，因为有些药物已扩散到琼脂内。纸片与平板内缘距离应大于15 mm，各纸片中心的距离应大于24 mm。直径为90 mm的平板可贴6张纸片。将平板置37℃温箱培养18~24 h后观察结果。

实验结果

观察纸片周围有无抑菌圈（图3-1-1），从平板背面用卡尺、毫米尺测量抑菌环的直径，以mm为单位，以敏感（S）、中介（I）、耐药（R）的形式报告结果（表3-1-2）。培养基的质量、药敏纸片的质量、接种菌量、实验操作质量、孵育条件、抑菌环测量工具的精度和质控菌株本身的药敏特性等，均能影响纸片扩散法抗生素敏感试验结果的生物准确性和精密度。

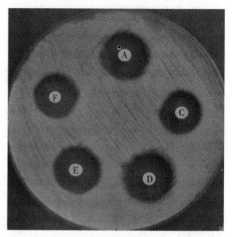

图3-1-1　药物敏感试验结果（纸片法）

表3-1-2　抑菌环解释标准及相应的最低抑菌浓度

抗生素	纸片含量（μg）	抑菌环直径解释标准（mm）			相应最低抑菌浓度（μg/ml）	
		耐药（R）	中介（I）	敏感（S）	耐药（R）	敏感（S）
青霉素	10	≤28	–	≥29		≤0.1
氨苄西林	20/10	≤13	14~17	≥18	≥32/16	≤8/4
头孢菌素	30	≤14	15~17	≥18	≥32	≤8
链霉素	10	≤11	12~14	≥15		
庆大霉素	10	≤12	13~14	≥15	≥8	≤4
红霉素	15	≤13	14~22	≥23	≥8	≤0.5
卡那霉素	30	≤13	14~17	≥18	≥25	≤6
阿米卡星	30	≤14	15~16	≥17	≥32	≤16
磺胺嘧啶	250	≤12	13~16	≥17	≥350	≤100
阿莫西林	20/10	≤13	14~17	≥18	≥16/8	≤8/4
环丙沙星	5	≤15	16~20	≥21	≥4	≤1
诺氟沙星	10	≤12	13~16	≥17	≥16	≤4
利福平	5	≤16	17~19	≥20	≥4	≤1
万古霉素	30	≤9	10~11	≥17	≥32	≤4

二、稀释法

（一）琼脂稀释法

实验目的

1. 了解各种稀释法抗生素敏感性试验的原理、操作方法、结果判读方法和临床意义。
2. 了解稀释法的质量控制。

实验原理

将不同剂量的抗菌药物加入溶化并冷却至 50℃左右的定量水解酪蛋白琼脂中，制成含不同递减浓度药物的平板，经接种待测菌（可在一个平板上做多株测定），孵育后其最低药物浓度不出现菌落者，即为待测菌的最低抑菌浓度。

本试验特点是可同时做多株菌株的最低抑菌浓度测定，结果的重复性优于肉汤稀释法，且易于发现污染或耐药突变菌，是新药验证时常用的体外药敏试验经典参照标准。

实验材料

1. 菌种　金黄色葡萄球菌 ATCC29213、大肠埃希菌 ATCC25922、铜绿假单胞菌 ATCC27853、粪肠球菌 ATCC29212。
2. 培养基　水解酪蛋白琼脂、水解酪蛋白肉汤。
3. 试剂　无菌生理盐水、蒸馏水、0.1 mol/L 磷酸盐缓冲液（pH 6.0）、0.5 麦氏比浊标准（相当于 1.5×10^8 cfu/ml）。
4. 其他　试管、吸头、接种环、无菌 96 孔聚苯乙烯"U"形微量板、微量加样器、胶纸、湿盒、内径 90 mm 的平板、Steers 多头接种器。

实验方法

1. 抗菌药物原液的配制

配制各种抗菌药物原液的溶剂和稀释剂为蒸馏水和 0.1 mmol/L 磷酸盐缓冲液（pH 6.0）。原液浓度常为测定最高浓度的 10 倍以上。肉汤稀释法常用的原液浓度为 1280 μg/ml，琼脂稀释法常用的原液浓度为 5120 μg/ml。原液配制好后用过滤法除菌，小量分装备用。大部分抗菌药物原液在 –20℃以下可保存 3 个月，但在 4℃下只能保存 1 周。琼脂稀释法和肉汤稀释法常用抗菌药物容积稀释法见表 3–1–3。

2. 含药琼脂的制备

按表 3–1–3 所示稀释待测抗菌药物，分别取 2 ml 加入一系列已做好标记、内径为 90 mm 的平板内。再取溶化后已在 50℃水浴中平衡半小时以上的水解酪蛋白琼脂 18 ml 加入平板内，边加边摇晃平板，使含药琼脂和培养基充分混匀。

3. 接种

用 Steers 多头接种器于水平台上对平板逐个接种，该接种器一次可接种 37 株菌。每头的接种菌量为 1～2 μl（含菌量约 10^7 cfu/ml），故最终接种菌量约每个接种点含 10^4 个菌。也可在平板上划定区域后用 1～2 μl 定量接种环进行接种，接种后所形成的菌液圈直径为

表 3-1-3　琼脂稀释法和肉汤稀释法常用抗菌药物容积稀释法

药物浓度（μg/ml）	取药液量（ml）	加稀释剂量（ml）	药物稀释浓度（μg/ml）	琼脂或肉汤中最终含药浓度（μg/ml）药物：琼脂（或肉汤）＝1∶9
5120（原液）	1	0	5120	512
5120	1	1	2560	256
5120	1	3	1280	128
1280	1	1	640	64
1280	1	3	320	32
1280	1	7	160	16
160	1	1	80	8
160	1	3	40	4
160	1	7	20	2
20	1	1	10	1
20	1	3	5	0.5
20	1	7	2.5	0.25
2.5	1	1	1.25	0.125
2.5	1	3	0.625	0.0625
2.5	1	7	0.312	0.0312

5~8 mm。应先接种含药浓度低的平板，然后接种含药浓度高的平板，最后接种不含抗菌药物的生长对照平板，以检查整个实验过程中测试菌的存活状态。

4. 孵育

待接种点菌液干后，将平板置 35℃温箱孵育 16~20 h。

实验结果

1. 结果判断

菌落生长被完全抑制的最低药物浓度为该药对待检菌的最低抑菌浓度。单一菌落生长可忽略不计。

2. 质量控制

每个琼脂平板应同时接种标准菌株，根据测试菌种类分别选用金黄色葡萄球菌 ATCC29213、大肠埃希菌 ATCC25922、铜绿假单胞菌 ATCC27853、粪肠球菌 ATCC29212 等标准菌株在同一试验条件下进行测定。常用抗菌药物对这些标准菌株的最低抑菌浓度预期值范围已定出，如测试结果超过或低于预期值范围一个稀释度以上时，不应发出报告。应检查导致差错的可能原因以及标准菌株是否被污染或已变异等，并重复测定。同时，应在接种完毕后于接种器各孔内取一接种环的含菌肉汤划线接种于血平板上以检查有无污染或混合生长。

（二）试管稀释法

试管稀释法是将抗菌药物做不同浓度的定量稀释，然后与待检菌作用，测定抗菌药物对细菌的最低抑菌浓度或最低杀菌浓度（MBC）。

实验原理

在水解酪蛋白肉汤中将抗菌药物进行一系列（2倍）稀释后再定量接种待检菌，35℃温箱培养24 h后观察结果。抑制待检菌肉眼可见生长的最低药物浓度为测定药物对待检菌的最低抑菌浓度（MBC）。

实验方法

1. 抗菌药物稀释

取26支试管排成2排，每排13支。另取3支试管，分别标记"肉汤对照""待检菌生长对照"和"质控标准菌生长对照"等。用水解酪蛋白肉汤稀释抗菌药物原液至待测最高浓度（如128 μg/ml），操作可按表3-1-3中的稀释方法进行。除每排的第一支试管外，每支试管内加水解酪蛋白肉汤2 ml，每排的第1、2管分别加入2 ml抗菌药物稀释液，依次对倍稀释至第13管，各管中抗菌药物的终浓度依次为128 μg/ml、64 μg/ml、32 μg/ml、16 μg/ml、8 μg/ml、4 μg/ml、2 μg/ml、1 μg/ml、0.5 μg/ml、0.25 μg/ml、0.125 μg/ml、0.06 μg/ml和0.03 μg/ml。

2. 测试菌和质控标准菌的准备

增菌培养同纸片琼脂扩散法，生长后的菌液用3～5 ml生理盐水校正浓度至0.5麦氏比浊标准，再用水解酪蛋白肉汤1:10稀释，使含菌量达到10^7 cfu/ml。

3. 接种

用微量加样器取0.1 ml待检菌液依次由低浓度到高浓度加到第一排的各试管中，标准菌加到第二排的各试管中。最终接种量约$5×10^5$ cfu/ml。加样时加样器吸头必须插到管内液面下，并注意避免与管内壁接触。加完菌液后的试管应避免晃动。

实验结果

1. 结果判断

35℃温箱孵育24 h后待检菌（或标准菌）不出现肉眼可见生长的最低药物浓度为该药对待检菌（或标准菌）的最低抑菌浓度。

2. 质量控制

每批或每次试验时应根据待检菌种类分别选用金黄色葡萄球菌ATCC29213、大肠埃希菌ATCC25922、铜绿假单胞菌ATCC27853、粪肠球菌ATCC29212等标准菌株在同一试验条件下进行测定，原则同琼脂稀释法。

3. 影响结果的因素

培养基、接种菌量、蛋白质结合率、抗菌药物的配制、结果观察的时间等因素均能影响本试验的结果。此外，试管稀释法不适于做磺胺类药或甲氧苄啶等抑菌剂的药物敏感试验，因为敏感菌株在被抑制前已可繁殖数代，从而使结果的终点不清，而应用琼脂稀释法可获得满意的结果。

（三）微量稀释法

实验原理

聚苯乙烯微孔板内含有各种稀释度的抗菌药物（或抗菌药物经冷冻干燥后制成的商品化

试剂盒），临床微生物实验只需依次加入试验菌液即完成药敏操作，盖上盖板，用透明胶布密封后，于35℃温箱孵育16~24 h后判断结果。凡孔底清晰或不出现沉淀细菌的最低药物浓度即为该抗生素对试验菌的最低抑菌浓度。

实验方法

1. 所用肉汤与试管稀释法中的相同。

2. 根据测定范围将抗菌药物用水解酪蛋白肉汤2倍稀释成一系列浓度，最高浓度为待测浓度的2倍，如256 μg/ml。

3. 在无菌96孔聚苯乙烯"U"形微量板的每排标记"待检菌""标准菌"和"待测药物"，并进行编号。

4. 用微量加样器在每排第12孔内加50 μl水解酪蛋白肉汤，然后按照从低浓度到高浓度的顺序从第11孔到第1孔依次加入50 μl稀释好的药液。

5. 待检菌和标准菌的准备同试管稀释法。用生理盐水将菌液校正到0.5麦氏比浊标准，再用水解酪蛋白肉汤稀释1∶100，使含菌量为10^6 cfu/ml，然后每孔接种0.5 μl。每排抗菌药物的最终稀释浓度分别为128 μg/ml、64 μg/ml、32 μg/ml、16 μg/ml、8 μg/ml、4 μg/ml、2 μg/ml、1 μg/ml、0.5 μg/ml、0.25 μg/ml、0.125 μg/ml，最终接种量为5×10^4个菌。

6. 将微孔板振荡1 min，使各孔内溶液混匀，加盖并用胶纸密封以减少孵育过程中的蒸发，置湿盒内于35℃温箱孵育16~20 h。

实验结果

1. 结果判断

根据生长对照孔中待检菌和标准菌的生长特性，进行比较判断。无肉眼可见生长的最低药物浓度为测定药物对待检菌的最低抑菌浓度。为使结果清晰显示，可在每孔中加入0.5%氯化三苯四氮唑（TTC）5 μl，35℃温箱孵育1~3 h后有细菌生长者呈红色，有助于结果判断。

2. 质量控制

原则与试管稀释法相同。

三、E-test法药敏试验

实验原理

E-test法是一种新型的检测细菌或真菌对抗菌药物敏感性的方法，是稀释法和扩散法原理的结合。E-test试纸条是5 mm×50 mm非活性的无孔塑料薄条，背面固定有一系列预先制备的干燥而稳定的呈指数分布的抗生素浓度梯度，正面标有以"μg/ml"为单位的最低抑菌浓度判读刻度。当E-test试条被放至一个已接种细菌的琼脂平板时，其载体上的药物立即且有效地释放入琼脂介质，从而在试纸条下方立即建立一个抗菌药物浓度的连续指数梯度。经过孵育后，即可见一个以试纸条为中心的对称抑菌椭圆环。椭圆环边缘与试纸条的交界处的刻度即为该药物对该菌的最低抑菌浓度值。

实验材料

1.待检菌株 大肠埃希菌。

2.水解酪蛋白琼脂平板。

3.E-test 试纸条。

实验方法

1.取培养 18～24 h 的菌落数个，均匀混悬于生理盐水中，调整浓度至 $1.5×10^8$/ml（相当于 0.5 麦氏比浊标准）。

2.以无菌棉签蘸取菌液后，沿管壁旋转挤去多余水分，涂布整个琼脂表面 3 次，每次旋转平板约 60° 以确保接种均匀。

3.平板置室温或温箱 10～15 min，使琼脂表面菌液吸收，以保证加试条前琼脂表面完全干燥。

4.用无菌无毒镊子将 E-test 试纸条贴于琼脂表面（有刻度面朝上，浓度最大端靠近平板边缘）。

5.平板置温箱孵育过夜后观察结果，抑菌椭圆环与试纸交界处的刻度即为最低抑菌浓度。

临床意义

药敏试验可用于检测临床菌株对常用抗菌药物的敏感性，用于辅助指导临床用药。

第四节 肠道杆菌的鉴定

肠道杆菌是一大群寄居于人肠道中的革兰阴性中等大小的杆菌，多数为肠道的正常菌群，但在机体免疫力低下或寄居部位发生改变时可引起感染，其中与医学密切相关的有埃希菌属、志贺菌属、沙门菌属等。肠道杆菌在形态、染色性及营养要求上无其他区别，因此，必须以其生化反应及血清学反应为鉴别的依据。

一、粪便标本中肠道杆菌的鉴定

实验目的

1.掌握粪便标本的采集方法。

2.掌握肥达试验的原理及其临床意义，熟悉其操作过程及结果分析。

3.熟悉粪便标本的细菌学检验程序和方法。

4.熟悉大肠埃希菌、志贺菌属及沙门菌属常见的生化反应鉴定方法及意义。

4.了解大肠埃希菌、志贺菌属及沙门菌属的形态及染色特性、培养特性。

实验材料

1.粪便标本或肛拭子。

2.培养基　SS 琼脂平板、麦康凯（MAC）琼脂平板、伊红亚甲蓝（EMB）平板、双糖铁培养基、蛋白胨水等。

3.试剂　志贺菌属诊断血清、沙门菌属诊断血清、肠致病性大肠埃希菌及肠侵袭性大肠埃希菌诊断血清等。

4.其他　显微镜、接种环、生理盐水、玻片等。

实验方法

1.标本的采集与运送

采集标本时应注意病情和病程，尽量在未使用抗生素之前，采集粪便的脓血或黏液部分，对不易获得粪便的或排便困难者，可采取肛拭子送检。粪便标本应迅速送检，如不能及时送检，可将粪便标本或肛拭子保存于 30% 甘油缓冲盐水或专门送检培养基内。对于血液、骨髓、尿等标本可先做增菌培养，然后取增菌培养物作分离培养。

2.粪便标本中的肠道杆菌鉴定程序

见图 3-1-2。

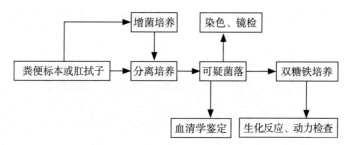

图 3-1-2　肠道杆菌鉴定程序

3.肠道杆菌的分离与鉴定

（1）用接种环挑取少量粪便标本，以划线法接种于 SS/MAC 琼脂平板或 EMB 平板上，置 37℃温箱培养 18～24 h 后，观察菌落特征，依据其大小、透明度和颜色等特点（表 3-1-4），初步识别可疑致病菌和非致病菌落。

（2）观察 SS 琼脂平板上的菌落，用接种针挑取可疑菌落，分别接种于双糖铁 – 半固体培养基、尿素培养基，37℃温箱培养 18～24 h 后观察结果。

表 3-1-4　肠道杆菌在选择鉴别培养基上的菌落特征

	SS/MAC 琼脂平板	EMB 平板
大肠埃希菌	呈红色	呈紫黑色，有金属光泽
痢疾志贺菌	无色，半透明	无色，半透明
伤寒、副伤寒沙门菌	淡黄色或无色，半透明	无色，半透明

（3）观察双糖铁－半固体培养基培养结果（表3-1-5） 如果双糖铁培养基中乳糖不发酵，可能为肠道致病菌。根据葡萄糖发酵结果、运动力的有无等可初步判定为哪一类细菌。最后鉴定该菌尚需接种葡萄糖、乳糖、麦芽糖、甘露醇、蔗糖单糖发酵管，接种蛋白胨水37℃温箱培养18～24 h，选用已知抗血清作玻片凝集试验。

表3-1-5 双糖铁培养基上细菌生化反应结果

斜面（乳糖）	底层（葡萄糖）	动力	H$_2$S	初步鉴定
+	⊕	+	-	大肠埃希菌
+	⊕	-	-	
-	+	-	-	痢疾志贺菌
-	+	+	+	伤寒沙门菌
-	⊕	+	+	副伤寒沙门菌

注：＋：产酸；⊕：产酸产气；－：不发酵

（4）观察单糖发酵及其他培养基试验结果（表3-1-6） 根据以上试验结果，判定被检粪便中分离的肠道致病菌是哪一种细菌。

表3-1-6 粪便中常见肠道杆菌主要生化反应简明鉴定表

	双糖铁				葡萄糖	乳糖	麦芽糖	甘露醇	蔗糖	吲哚	甲基红	VP	枸橼酸盐	尿素
	斜面	底层	硫化氢	动力										
大肠埃希菌	+	⊕	-	+	⊕	⊕	⊕	⊕	d	+	+	-	-	-
产气杆菌	+	⊕	-	+	⊕	⊕	⊕	⊕	+	-	-	+	+	-
普通变形杆菌	-	⊕	+	+	⊕	-	+	-	+	+	+	-	-	+
伤寒沙门菌	-	+	+	+	+	-	+	+	-	-	+	-	+	-
甲型副伤寒沙门菌	-	⊕	d	+	⊕	-	⊕	⊕	-	-	+	-	+	-
肖氏沙门菌	-	+	+	+	+	-	+	+	-	-	+	-	d	-
希氏沙门菌	-	+	+	+	+	-	+	+	-	-	+	-	+	-
痢疾志贺菌	-	+	-	-	+	-	-	-	d	d	+	-	-	-
福氏志贺菌	-	+	-	-	+	-	+	+	d	d	+	-	-	-
鲍氏志贺菌	-	+	-	-	+	-	+	+	-	-	+	-	-	-
宋内志贺菌	*	+	-	-	+	+	+	*	-	+	+	-	-	-

注：＋：产酸；⊕：产酸产气；－：不发酵；＊：迟缓发酵；d：某些菌株阳性

（5）用诊断血清对生化反应阳性的细菌进行玻片凝集试验。

注意事项

1.肠道内存在大量的正常菌群，除非为了正常菌群的调查和鉴定，一般分离可疑致病菌应使用选择性平板。但是，没有一种选择性平板能针对所有目的菌的选择，培养时，选用多种平板较单一平板为好。

2.在选择性平板上至少挑选 3 个可疑菌落，各自接种到双糖铁琼脂上用于纯化培养物和观察初步生化反应。

3.最好采集急性期、抗生素使用前的粪便标本，进行床边接种。

4.抗血清玻片凝集试验的原则是从多价到单价。

临床意义

1.通过对粪便标本中肠道杆菌的鉴定可用于检测消化道感染的细菌，尤其对于食物中毒者。

2.粪便中大肠埃希菌的检测也可用作卫生细菌学检查指标。

思考题

不同的肠道致病菌在各种选择性培养基中生长现象如何？生化反应如何？

二、沙门菌属感染血清学检测——肥达试验

实验目的

1.掌握肥达试验的原理及其临床意义。

2.熟悉肥达试验试管法与微量法的操作方法及结果判断。

实验原理

用已知伤寒沙门菌 O 抗原、H 抗原和甲型副伤寒沙门菌、肖氏沙门菌 H 抗原的诊断菌液与待检血清作定量凝集试验，以测定待检血清中有无相应抗体存在及其效价。在病程中逐周重复采血检查，若效价逐次递增或恢复期效价比初次效价≥4 倍者即有诊断意义。此法作为临床肠热症辅助诊断的参考。肥达试验有试管法和微量法，现以试管法为例。

实验材料

1.待检血清　感染伤寒沙门菌或副伤寒沙门菌的模拟血清标本。

2.试剂　诊断菌液（TO、TH、PA、PB 分别代表伤寒沙门菌 O、H 抗原菌液，甲型副伤寒沙门菌、肖氏沙门菌 H 抗原菌液）、生理盐水。

3.器材　试管、40 孔试管架、1 ml 吸管、3 ml 吸管、无菌滴管、37℃或 56℃水浴箱等。

实验方法

1.取小试管 28 支，排成 4 排，每排 7 支，标明管号及抗原种类。

2.分别用吸管吸取 0.5 ml 生理盐水加入各排试管中。

2.另取中号试管 1 支，加入生理盐水 1.8 ml 和待检血清 0.2 ml，混匀，使之成为 1∶10 的血清稀释液。

3.用 1 ml 吸管吸取 1∶10 稀释的待检血清，于各排第 1 号管内各加入 0.5 ml，吹吸 3 次，与生理盐水混匀。

4. 从第 1 排第 1 号管中吸取 0.5 ml 稀释液放入第 2 号管中，吹吸 3 次，混匀。再从第 2 号管中吸取 0.5 ml 稀释液放入第 3 号管中，依次类推，直至第 6 号管为止，从第 6 号管中吸取 0.5 ml 弃去。第 7 号管不加血清，留作抗原对照。上述稀释度依次为 1∶20，1∶40，1∶80，1∶160，1∶320，1∶640。

5. 第 2、3、4 排各试管中的血清均同第 1 排的方法进行稀释。

6. 加诊断菌液　向各排试管中由对照管开始向前加入抗原。

第 1 排各管分别加入伤寒沙门菌"H"菌液 TH 0.5 ml。

第 2 排各管分别加入伤寒沙门菌"O"菌液 TO 0.5 ml。

第 3 排各管分别加入甲型副伤寒沙门菌菌液 PA 0.5 ml。

第 4 排各管分别加入肖氏伤寒沙门菌菌液 PA 0.5 ml。

此时，各管的血清稀释度又增加 1 倍，即分别为 1∶40、1∶80、1∶160、1∶320、1∶640、1∶1280。每管总量 1 ml。

7. 轻度振荡试管架，使各管内容物混匀，置于 56℃水浴箱 2 h 或 37℃水浴箱过夜后，观察结果。

实验结果

1. 结果判断

先看抗原对照管（第 7 号管），应无凝集现象。再从各排第 1 号管到第 6 号管顺次观察，根据液体透明度和凝集块多少，以＋＋＋＋、＋＋＋、＋＋、＋、－符号记录结果。

＋＋＋＋：上清液完全澄清透明，细菌全部形成凝集块，沉于管底。

＋＋＋：上清液透明度达 75%，大部分细菌形成凝集块，沉于管底。

＋＋：上清液透明度达 50%，约 50% 细菌形成明显可见的凝集块，沉于管底。

＋：上清液透明度只达 25%，仅有小部分细菌形成明显可见的凝集块。

－：液体均匀混浊，无凝集块。

2. 效价

一般以呈现＋＋凝集现象的血清最高稀释倍数作为该血清的凝集效价。

3. 参考值

一般未经预防接种，具有诊断意义的单份血清凝集效价是：TH＞1∶160，TO＞1∶80，PA＞1∶80，PB＞1∶80。如双份血清（指在病程的不同时期相隔 5~7 天）效价有 4 倍以上增长更有诊断意义。

注意事项

1. 从水浴箱中取出试管架后，先不要振荡试管。因为结果的判断要结合试管中上清液的透明度和管底凝集块的多少及性状，如事先振荡将不利于结果观察。

2. 观察结果的方法　一般是把试管举起观察，然后再轻摇试管使凝集块从底部升起，最后根据液体的透明度和凝集块的多少记录（也可将试管放在凹面反光镜的上方观察放大的影像）。

3. "H"凝集呈絮状，以疏松的团块沉于管底，轻摇试管即能荡起，而且极易散开；"O"凝集呈颗粒状，以坚实凝块沉于管底，轻摇试管不易荡起，而且不易散开。

4. 采血时间不同，肥达试验的阳性率也不同，发病第 1 周约为 50%，第 2 周为 80%，第

4周为90%以上，恢复期效价最高，以后逐渐下降，直至转阴。一般以双份血清（急性期和恢复期）对比，效价有明显上升者可作为新近感染的指征。

临床意义

肥达试验用于临床辅助诊断伤寒、副伤寒。

思 考 题

1. H凝集素、O凝集素的意义如何？
2. 若O凝集效价高而H凝集效价不高（对正常效价而言）可能是什么情况？

第五节   钩端螺旋体的显微镜凝集试验

实验目的

1. 熟悉钩端螺旋体的培养特性。
2. 了解钩端螺旋体的显微镜凝集试验的原理、操作及结果判断。

实验原理

钩端螺旋体的显微镜凝集（MAT）试验是一种血清学反应，可用已知的抗原（标准菌株）来测定患者血清中的未知抗体及其效价来进行辅助诊断；也可用已知的抗体（标准免疫血清）来鉴定未知菌株的型别做血清学鉴定。钩端螺旋体运动活泼，在暗视野显微镜下明显可见，若遇到相应抗体可发生凝集。如血清中的补体未灭活，时间过久出现凝集的钩端螺旋体发生溶解，则为钩端螺旋体的凝（集）溶（解）试验。

实验方法

1. 抗原的选择和制备   将我国15群15型钩端螺旋体代表株接种于Korthof培养液中，28℃培养5～7天，置暗视野显微镜检查。暗视野显微镜400倍观察每视野下不少于50条，运动活泼且无自凝者可作显凝抗原。
2. 钩端螺旋体免疫血清（家兔免疫血清）做血清学诊断时用疑似患者的血清。
3. 1 ml无菌吸管、无菌试管、清洁载玻片及盖玻片、0.9%氯化钠溶液作对照。
4. 2 h后用接种环从各孔中取1～2环于载玻片上，置暗视野显微镜下观察。

实验结果

先观察阴性对照孔，该孔中出现凝集则试验失败。该孔无凝集时才能观察试验孔，根据凝集程度以"+"记录结果，结果判断参照如下标准进行：

－：完全无凝集，与对照管相同。

＋：25% 以上钩端螺旋体凝集呈小蜘蛛状，大多数游离且运动活泼。

＋＋：50% 以上钩端螺旋体凝集呈蜘蛛状，约有半数未凝集。

＋＋＋：75% 以上钩端螺旋体凝集呈蜘蛛状，其间有少数游离钩端螺旋体。

＋＋＋＋：几乎全部钩端螺旋体凝集呈巨大蜘蛛状，偶见极少数游离钩端螺旋体存在。

效价判定：出现"＋＋"的血清最高稀释度（终末稀释度—加入等量抗原后的稀释度）为该血清的凝集效价。测定患者血清时，单份血清效价 1∶300 以上有诊断意义，双份血清呈 4 倍以上升高时，更有诊断价值。

第六节　病毒血凝试验与血凝抑制试验

一、血凝试验（红细胞凝集试验）

实验目的

1. 熟悉血凝试验的操作方法。
2. 了解血凝试验的原理。

实验原理

某些病毒或病毒血凝素能选择性地引起个别种类的哺乳类或禽类动物的红细胞发生凝集，此即为红细胞凝集现象。当加入相应的特异性抗体时，这种红细胞凝集现象即被抑制，此为红细胞凝集抑制试验。在疾病发病早期和恢复期采取双份血清，经检测，恢复期抗体较早期血清抗体效价升高 4 倍或以上时，再结合临床表现，可做为诊断依据。

实验材料

1. 流感病毒鸡胚尿囊液

将流感病毒接种于 9 天胚龄的鸡胚尿囊腔内（若初次分离物应接种 12 天龄的鸡胚羊膜腔内），37℃孵育 48 h，随时观察胚卵活动情况。温箱内应保持一定湿度（相对湿度 40%～70%）。48～72 h 后，鸡胚处于濒死状态时，将其放入 4℃冰箱过夜，次日收取尿囊液（或羊水），3000 r/min 离心 15 min，上清液含血凝素。血凝素在 –30℃保存，可保存其活性几个月至几年。

2. 红细胞

取鸡血加入 2% 枸橼酸盐水中，其比例为 4∶1，迅速混合，存放于 4℃冰箱内，时间不超过 1 周。使用前取红细胞悬液加 5～10 倍体积生理盐水洗涤 3 次，最后一次以 2000 r/min 的速度离心 10 min，洗涤后的红细胞按体积用生理盐水稀释成 0.5% 悬液备用。

实验方法

排列小试管 10 支，按顺序加入各试剂（表 3-1-7）。

表 3-1-7 血凝试验操作方法（单位：ml）

试管号	1	2	3	4	5	6	7	8	9	10
生理盐水	0.9	0.5	0.5	0.5	0.5	0.5	0.5	0.5	0.5	0.5
鸡胚尿囊液	0.1	0.5	0.5	0.5	0.5	0.5	0.5	0.5	0.5	弃去 0.5
病毒液稀释度	1:10	1:20	1:40	1:80	1:160	1:320	1:640	1:1280	1:2560	对照
0.5% 鸡红细胞悬液	每管各加 0.5 ml									
	摇匀，置室温 30～60 min									
结果举例	＋＋＋＋	＋＋＋＋	＋＋＋＋	＋＋	＋＋	＋	－	－	－	－

1. 取小试管 10 支（或塑料凹孔板），编号，于第 1 管加入生理盐水 0.9 ml，其余各管均加入 0.5 ml。

2. 于第 1 管注入鸡胚尿囊液或羊水 0.1 ml，充分混匀，吸取 0.5 ml，注入第 2 管，从第 2 管起对倍稀释至第 9 管，混匀后自第 9 管吸取 0.5 ml 弃入消毒液中（切不可乱弃）。

3. 各管加入 0.5% 鸡红细胞悬液 0.5 ml，摇匀后室温静置 60 min。分别在静置 30 min、45 min、60 min 时各观察结果 1 次，以 45 min 结果为准。

实验结果

切勿将试管振摇，应轻轻拿起，自管底观察。各管出现血细胞凝集程度以＋＋＋＋、＋＋＋、＋＋、＋、－表示。

＋＋＋＋：红细胞全部凝集，凝集的红细胞均匀铺满管底。

＋＋＋：大部分红细胞凝集，在管底铺成薄膜状，边缘不整齐，但有少数红细胞不凝集，在管底中心形成小红点。

＋＋：约半数红细胞凝集，在管底铺成薄膜状，面积较小，不凝集的红细胞在管底中心聚成小圆点。

＋：少数红细胞凝集，不凝集的红细胞在管底聚集成小圆点，凝集的红细胞在小圆点周围围成小凝块。

－：红细胞不凝集，沉于管底，形成边缘整齐的致密圆点。

血凝效价判定：以出现"＋＋"的病毒液的最高稀释度为凝集效价，即一个凝集单位。例如，一份病毒液标本的血凝试验结果见表 3-1-8。

做血凝抑制试验时，4 个单位的血凝素即为出现"＋＋"的管向左移 2 管的稀释度。如按上述假定结果的流感病毒的血凝效价为 1:160 时，每 0.25 ml 中含有 1 个血凝单位，配制 4 个血凝单位时，病毒液应稀释成 1:40，即将鸡胚尿囊液用 40 倍稀释即为 4 个血凝单位。如果血凝试验阳性，则做血凝抑制试验进一步证实并可确定该病毒的型，甚至亚型。

表 3-1-8 流感病毒红细胞凝集试验

试管号	1	2	3	4	5	6	7	8	9
病毒液稀释度	1:10	1:20	1:40	1:80	1:160	1:320	1:640	1:1280	
结果举例	＋＋＋＋	＋＋＋＋	＋＋＋＋	＋＋	＋＋	＋	－	－	－

二、血凝抑制试验

实验目的

1. 熟悉血凝抑制试验的操作方法。
2. 了解血凝抑制试验的原理。

实验原理

许多病毒（如流感病毒）表面有血凝素,能凝集鸡、豚鼠、人的 O 型红细胞,称为血凝现象。这种现象能被相应抗体所抑制,称血凝抑制试验。其原理是相应的抗体与病毒结合后,阻抑了病毒表面的血凝素与红细胞的结合。试验中用已知病毒的抗血清,可鉴定病毒的型及亚型；若用已知病毒,则可测定患者血清中有无相应抗体。

实验材料

1. 患者血清（或免疫血清）、流感病毒液（尿囊液）（效价每 0.25 ml 为 4 个血凝单位）,0.5% 鸡红细胞悬液。
2. 生理盐水、试管、试管架、1 ml 吸管等。

实验方法

排列小试管 11 支,按顺序加入各种试剂（表 3-1-9）。

1. 取小试管 11 支（也可用塑料凹孔板）,编号,第 1～8 管为试验管,第 9 管为血清对照管,第 10 管为抗原对照管,第 11 管为红细胞对照管。

2. 于第 1 管、第 9 管各加入生理盐水 0.45 ml,第 11 管加入生理盐水 0.5 ml。其余各管各加入生理盐水 0.25 ml。

3. 取患者血清（或流感单价免疫血清）于第 1 管及第 9 管各加入 0.05 ml,充分混匀后,

表 3-1-9　血凝抑制试验操作方法（单位：ml）

试管号	1	2	3	4	5	6	7	8	9	10	11
生理盐水	0.45	0.25	0.25	0.25	0.25	0.25	0.25	0.25	0.45	0.25	0.5
患者血清	0.05	0.25	0.25	0.25	0.25	0.25	0.25	0.25	0.05		
									弃去 0.25		
病毒液稀释度	1:10	1:20	1:40	1:80	1:160	1:320	1:640	1:1280	血清对照	抗原对照	红细胞对照
4 血凝单位病毒悬液	第 1～8 管、第 10 管各加入 0.25 ml										
0.5% 鸡红细胞悬液	每管各加入 0.25 ml 摇匀,置室温 30～60 min										
结果											

自第 1 管吸取 0.25 ml，加入第 2 管，从第 2 管起对倍稀释至第 8 管，混匀后，自第 8 管吸取 0.25 ml 弃入消毒液中（切不可乱弃）。

4. 除第 9 管和第 11 管外，其余各管各加入流感病毒悬液（每 0.25 ml 含 4 个血凝单位） 0.25 ml。

5. 摇匀后，每管加入 0.5% 鸡红细胞悬液 0.25 ml，室温静置 30 ~ 60 min。分别于静置 30 min、45 min、60 min 时各观察结果 1 次，以 45 min 结果为准（如果红细胞数下降，参考 30 min 的结果）。

实验结果

按血凝结果标准判断观察结果，但本试验是以不出现血凝现象的试验管为阳性，即在对照管均正常的条件下（对照管第 9 管应不凝集，第 10 管应完全凝集，第 11 管应不凝集），依次观察试验管，以不出现血凝的最高稀释度的血清稀释倍数作为血凝抑制抗体的效价。

临床意义

常用于正黏病毒及副黏病毒等感染的辅助诊断和流行病学调查，并用于其分型与亚型的鉴定。

第七节　环卵沉淀试验

血吸虫病的免疫学诊断方法有很多，包括皮内试验以及检测成虫、童虫、尾蚴与虫卵抗原的血清免疫学试验，如环卵沉淀试验、间接荧光抗体试验、酶联免疫吸附试验、尾蚴膜试验等。环卵沉淀试验（circumoval precipitin test，COPT）为目前最常用的免疫学诊断方法之一。

实验目的

用已知血吸虫全卵抗原检测待检血清中是否含有相应抗体，对血吸虫感染做出诊断。

实验原理

环卵沉淀试验是以血吸虫全卵为抗原的特异免疫血清学试验，卵内毛蚴或胚胎分泌排泄的抗原物质经卵壳微孔渗出，与待检测血清内的特异抗体结合，可在虫卵周围形成特殊的复合物沉淀，在光镜下判读反应强度并计数反应卵的百分率，称环沉率。

实验材料

1. 检验材料　新鲜动物血清。
2. 试剂　血吸虫冻干虫卵、标准阳性血清、标准阴性血清。
3. 器材　滴管、载玻片、盖玻片、蜡杯（熔蜡用）、玻璃蜡笔、脱脂棉、有盖盘、酒精灯、温箱、计数器、显微镜。

实验方法

1.取 3 张载玻片，在其中央横轴两侧涂两条平行蜡，蜡间距离与盖玻片宽度相同。

2.用滴管分别吸取待检动物血清、标准阳性血清、标准阴性血清各 1~2 滴（约 25 μl），分别滴至 3 张载玻片上，用针挑取虫卵约 100 个，放入相应血清中，并用针搅拌，使虫卵散开，盖好盖玻片，四周用蜡封闭。

3.将制好的玻片放入湿盒（在有盖盘中预先放置一层湿纱布），置 37℃温箱中培养。

4.48 h 后，取出切片在显微镜下观察，记录环沉情况，并计算环沉率。

实验结果

1.典型的阴性反应

为泡状、指状、片状或细长卷曲状的折光性沉淀物，边缘整齐，与卵壳牢固粘连。

2.分级强度判定

—：虫卵周围沉淀物的直径小于 10 μm。

＋：虫卵周围泡状沉淀物直径大于 10μm，累计面积小于虫卵面积的 1/2，或指状细长卷曲状沉淀物不超过虫卵的长径。

＋＋：虫卵周围沉淀物面积大于虫卵面积的 1/2，指状沉淀物相当于或超过虫卵的长径。

＋＋＋：沉淀物的面积大于虫卵的面积，指状沉淀物相当于或超过虫卵长径的 2 倍。

3.阳性判定标准

$$环沉率（\%）=（全片阳性反应卵数 / 全片虫卵数）\times 100\%$$

凡环沉率≥5% 者可报告为阳性（在基本消灭和消灭血吸虫病地区环沉率≥3% 者可判断为阳性），1%~4% 者为弱阳性。环沉率对指导治疗具有参考意义。

注意事项

1.免疫学检查方法的敏感性与特异性较高，有采血微量与操作简便等优点，但由于患者血清中抗体在治愈后会持续很长时间，因此不能区分既往感染与现症患者，并有假阴性、假阳性以及与其他吸虫存在交叉反应的缺点。

2.近年来对 COPT 的方法做了一些改进。

（1）双面胶纸条法 将双面胶纸条制成特定的样式作 COPT，可省略蜡封片法的繁琐步骤，具有操作简便、方法规范、提高工效和避免空气污染的优点。双面胶纸条 COPT（DGS-COPT）已在现场扩大应用，今后若能将该法配套干卵，则更能提高其应用价值。

（2）血吸虫干卵抗原片（或膜片）环卵沉淀试验 利用环卵抗原活性物质的耐热特性，将分离的纯卵经超声和热处理，定量滴加、烤干固定载玻片或预制的聚乙烯薄膜片。此种干卵膜片，保存时间较长（4℃下半年），已有市售商品。试验时只需加入血清试样，湿盒内孵育，判读结果与常规法相同。干卵膜片法还具有简化操作规程，提高卵抗原的规范要求，并可长期保存等优点。

第八节　人面部螨虫的检查

实验目的

　　1. 掌握压迫法和透明胶纸法检测人面部螨虫的操作方法。
　　2. 熟悉蠕形螨的形态特点。

实验材料

　　痤疮压迫器、乙醇棉球、载玻片、盖玻片、镊子、平皿、透明胶、香柏油、花生油、光学显微镜等。

实验方法

（一）压迫法

　　用经过火焰及 75% 乙醇消毒过的痤疮压迫器，从鼻沟或鼻尖等处刮取毛囊及皮脂腺的分泌物，置于已滴在载玻片上的 1 滴花生油中，将分泌物摊开，加盖玻片（图 3-1-3），最后置于显微镜低倍镜下检查。

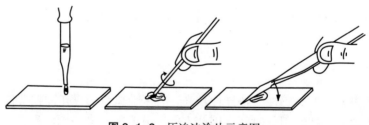

图 3-1-3　压迫法涂片示意图

（二）透明胶纸法

　　取透明胶纸一条，长 3 ~ 4 cm，于夜晚睡前贴在鼻尖、颊上部或两侧鼻翼处，次日清晨轻轻揭下，平贴于载玻片上，最后于低倍镜下进行观察。

　　此法与压迫法相比，可减轻疼痛，检出率高，但是需要时间较长。

实验结果

　　蠕形螨虫体细长，呈蠕虫状（图 3-1-4），乳白色，半透明。

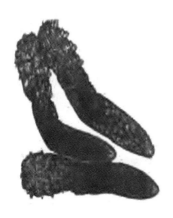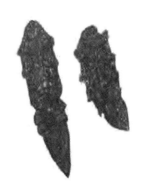

图 3-1-4　蠕形螨的形态

1.操作中使用的工具，必须进行消毒。

2.检查时一定要详细观察。

3.透明胶纸法使用时不要让透明胶掉下来。

思 考 题

绘皮脂腺蠕形螨和毛囊蠕形螨的铅笔点线图。

第九节　蛙体内裂头蚴的检查

实验目的

1.熟悉青蛙裂头蚴检查的过程。

2.了解周围农村蛙类自然感染曼氏裂头蚴的情况。

实验材料

野生青蛙、猫或狗、蜡盘、小锥、镊子、剪刀等。

实验方法

1.实验准备

选择周围有池塘、水沟、稻田等水源，村民多养猫、狗，适宜曼氏迭宫绦虫生活史发展
的农村村庄，捕捉野生青蛙备用。

2.实验过程

（1）用小锥从颈椎孔穿入处死青蛙后，使青蛙腹部向上，四肢伸展，固定在蜡盘上，从青蛙腹部剪开皮肤，剥去全身皮肤。

（2）按一定顺序，在肌肉束之间寻找裂头蚴，重点检查大腿内侧肌肉部位。

（3）如发现蛙肌肉中有白色的可疑物，立即用小镊子沿肌纤维纵向分离，尽量将虫体完整取出。

（4）用小镊子夹取白色虫体放入盛生理盐水的玻璃平皿中，让其活动片刻。先肉眼观察虫体的形态、颜色和活动力，再置解剖镜下进一步观察和鉴定其形态特点，并测量长度。

（5）记录虫体寄生部位、数量和长度。

（6）动物接种　对检出的新鲜活虫体经初步鉴定后感染阴性猫或狗2只，1个月后检查其粪便中的虫卵。

实验结果

1.可见白色扁平带状，在水中作轻微蠕动，头部膨大而扁，自上而下有一明显裂隙，体不分节，但具不规则横皱褶，后端多呈钝圆形的虫体。鉴定为曼氏迭宫绦虫裂头蚴。

2.将阳性蛙裂头蚴寄生部位统计于表3-1-10。

表 3-1-10　青蛙裂头蚴寄生调查表

寄生部位	虫体数（条）	平均体长（cm）	构成比（%）
胸背部			
腰腹部			
大腿			
小腿			
皮下			
总计			

3.于30天后，在终末宿主粪便中可能查到两端尖的椭圆形虫卵，淡黄色，一端有卵盖，内含一卵细胞及多个卵黄细胞的虫卵，可鉴定为曼氏迭宫绦虫虫卵。

注意事项

1.裂头蚴具有感染性，操作过程中要防止污染盘外和操作者。

2.用过的器材及感染蛙肉应消毒处理，以免造成环境污染和引起感染。

第十节 粪便标本中寄生虫虫卵的检查

实验目的

1. 复习已经学习的所有虫卵形态特点，在混合虫卵标本中能鉴别虫卵。
2. 掌握直接涂片法检测虫卵的操作方法。
3. 熟悉饱和盐水浮聚法检查虫卵的原理及方法。

实验材料

1. 器材　载玻片、盖玻片、镊子、平皿、烧杯、塑料杯或纸杯、漏斗、漏斗架、胶帽吸管、离心管、试管、玻璃棒、粪筛、纱布、平底管（青霉素小瓶）、玻璃珠、小锥形瓶、100 ml 球状烧瓶、火柴棍、特制铁丝圈、普通离心机、光学显微镜等。

2. 试剂　甘油、饱和食盐水、0.1 mol/L（或 4%）NaOH、自带粪便等。

实验方法

1. 直接涂片法

在清洁的载玻片上滴 1~2 滴水或 1 滴甘油与水的等量混合液（加甘油的好处是能使标本清晰，并防止过快蒸发变干），其上加少量粪便，用火柴棍仔细混匀。再用镊子夹去大的草棍和渣子等，之后加盖玻片，置光学显微镜下观察虫卵或幼虫。

另一方法是直接涂片法的改良法，称回旋法。取 2~3 g 粪样，加清水 2~3 倍，充分混匀成悬液。然后用玻璃棒搅拌 0.5~1 min，使之成回旋运动，在搅拌过程中迅速提起玻璃棒，将棒端附着的液体放于载片上涂开，加上盖玻片在镜下检查。检查时多取几滴悬液。该方法的原理是由于回旋搅动的结果，可使玻璃棒端悬液小滴中附有较多量的寄生虫卵或幼虫。

2. 漂浮法

其原理是采用比重大于虫卵的漂浮液，使粪便中的虫卵与粪便渣子分开而浮于液体表面，然后进行检查。漂浮液通常采用饱和盐水，其方法简便、经济、易行。饱和盐水漂浮法对大多数线虫卵、绦虫卵及某些原虫卵囊均有效，但对吸虫卵、后圆线虫卵和棘头虫卵效果较差。

饱和盐水漂浮方法操作步骤（图 3-1-5）：取新鲜粪便 2 g，放在平皿或烧杯中，用镊子或玻璃棒压碎，加入 10 倍量的饱和盐水，搅拌混合，用粪筛或纱布过滤到平底管中，使管内粪液平于管口并稍隆起为好，但不要溢出。静置 30 min 左右，用盖片蘸取后，放于载玻片上，镜下观察；或用载玻片蘸取液面后翻转，加上盖玻片后镜检；也可用特制的铁丝圈进行蘸取检查。

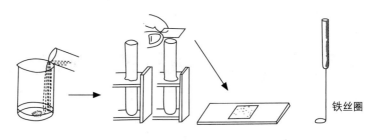

图 3-1-5   漂浮法示意图

除上述漂浮方法外，还有一种简单的漂浮技术。它可以检查含卵量少的粪便（每克粪便少于 50 个虫卵）。具体步骤如下：取 3 g 粪便放于一个塑料杯或烧杯内，加入 50 ml 漂浮液后，用玻璃棒搅匀，通过粪筛或双层纱布过滤到另一个杯中，漂浮 10 min，然后用一支试管插在滤液的中央底部，并迅速提起，将附在上面的液滴滴落在载玻片上，加上盖玻片后镜检。

3. 沉淀法

其原理是利用虫卵比重比水大的特点，使虫卵在重力的作用下，自然沉于容器底部，然后进行检查。沉淀法可分为离心沉淀法和自然沉淀法两种。

（1）离心沉淀法　通常采用普通离心机进行离心，使虫卵加速集中沉淀在离心管底，然后镜检沉淀物。方法是：取 5 g 被检粪便，置于平皿或烧杯中，加 5 倍的清水，搅拌均匀。经粪筛和漏斗过滤到离心管中。置离心机离心 2～3 min（电动离心机转速约为 500 r/min），然后倾去管内上层液体，再加清水搅匀，再离心。这样反复进行 2～3 次，直至上清液清亮为止，最后倾去大部分上清液，留约为沉淀物 1/2 的溶液量，用胶帽吸管吹吸均匀后，吸取适量粪液（2 滴左右）置载玻片上，加盖玻片后镜检。

（2）自然沉淀法　操作方法与离心沉淀法类似，只是将离心沉淀改为自然沉淀过程。沉淀容器可用大的试管进行。每次沉淀时间约为半小时。自然沉淀法的缺点是所需时间较长，但其优点是不需要离心机，因而在基层操作较为方便。

> **实验结果**

1. 吸虫虫卵

多呈卵圆形或椭圆形，大小不一，卵壳由数层卵膜组成，较坚实。大多数吸虫虫卵的一端有一个卵盖（日本血吸虫虫卵除外），卵内含有许多卵黄细胞及 1 个胚细胞，还含有一个已成形的毛蚴。颜色多为黄色、黄褐色，有的呈灰白色。

2. 绦虫虫卵

因种类不同，形状差异很大，虫卵多数无色，少数为黄色或黄褐色，在高倍镜下可见到 3 对小钩状物。圆叶目绦虫卵壳脆弱，无卵盖，卵壳在虫卵排出时已破裂脱落，常见的所谓"卵壳"实际上是胚膜，在带科绦虫胚膜的两层间呈辐射纹，虫卵圆形或不正圆形，内含六钩蚴；裸头科绦虫虫卵呈圆形、方圆形或三角形，内有一个含六钩蚴的梨形器；假叶目绦虫虫卵呈椭圆形，卵壳颇厚，一端常有卵盖，胚膜覆有许多纤毛，内含一个钩球蚴。

3. 线虫虫卵

一般呈椭圆形，大小不一，无色透明，有的呈灰白色，或褐色或黄褐色，多数虫卵两侧对称，卵壳多半由最外层的蛋白质膜、中间的几丁质膜和内层的卵黄膜组成，有些线虫如圆形科和毛圆科的虫卵无蛋白质膜，有的卵壳平滑，有的凹凸不平或呈蜂窝状，虫卵内含单个或多个卵细胞或已发育的幼虫。

4.棘头虫虫卵

多呈椭圆形或长椭圆形，卵壳很厚，外膜上常呈点窝状或蜂窝状的构造，卵内中央有一个长椭圆形的胚胎，胚胎的一端有六个小钩，颜色多呈棕黄色。

注意事项

1.在操作中，粪样不能互相感染，已经使用过的工具，必须进行消毒，或另换工具，才能检查第二个粪样，粪样更不能搞错，特别在大面积普查工作中，一定要做好登记编号，每次检查都要有详细记录。

2.粪便要求新鲜，防止暴晒、腐败而失效。

3.镜检时一定要详细观察，严格区别虫卵与非虫卵。

（1）虫卵　都有一定的卵壳结构，且都有一定的形状，如圆形、椭圆形、三角形等，多数都是两侧对称，内含有卵细胞或一个已发育的幼虫或毛蚴。

（2）非虫卵　在粪便中容易与虫卵混淆的杂物有各种植物细胞、花粉颗粒、脂肪球、气泡、真菌孢子、螨类及其虫卵、纤毛虫等。但这些物质，由于种类不同，其形状、大小、颜色也各不相同。如各种植物细胞，有的呈螺旋形，有的呈双层环状物的，也有呈铺石状的，但都有明显的细胞壁，与虫卵结构显然不同；各种花粉颗粒，往往都带有一定的颜色，易误认为蛔虫卵，但花粉颗粒没有卵壳的结构，表面呈蜂窝状或锯齿状，仔细观察，可以区分；还有脂肪和气泡等，也很像虫卵，但脂肪球和气泡往往大小不一，无色，且折光性很强，周围壁较厚，而内部是空虚的，不具有虫卵的一般结构。总之，粪渣中与虫卵混淆的杂物较多，但只要掌握虫卵的结构和特征是可以辨认的，有时某物与虫卵分辨不清，也可用解剖针轻轻推动盖玻片下的东西滚动，这样往往可以将虫卵和其他物体区别开来。

思 考 题

1.在显微镜下怎样识别虫卵与非虫卵？

2.任意选绘一种虫卵形态图。

第十一节　易与虫卵混淆的植物颗粒鉴定及带泥土蔬菜的虫卵检查

实验目的

1. 学习寄生虫流行病学调查的基本方法。
2. 了解周边市售蔬菜寄生虫虫卵的污染情况。

实验材料

被检带泥土蔬菜、毛刷、盛水容器、40 目筛网、500～1000 ml 锥形量筒、离心机、离心管、显微镜等。

实验方法

1. 带泥土蔬菜保持送检原样状态不能清洗，叶菜类将菜叶分片剥下，根菜类则采取整块根部分，在盛有清水的容器中用毛刷充分刷洗样品 3 次，收集 3 次洗菜水（洗脱液）。

2. 将洗脱液用 40 目筛网滤去泥土粗渣。

3. 将所得滤液置于锥形量筒中自然沉淀 30 min，弃去上清液，加水至 500 ml 再次沉淀，如此反复 3 次，直至上清液透明，将沉淀移至离心管中，2000 r/min 离心 5 min，弃上清液。

4. 用吸管吸取底部沉渣，滴于载玻片上，镜检，鉴别虫卵。

虫卵与易混淆的植物颗粒的鉴定：蔬菜瓜果上的虫卵多已经发育，与临床检查通常采用新鲜粪便标本有所差异。检查时可能看到各种发育阶段的虫卵。以蛔虫虫卵为例，就有单细胞、多细胞、桑葚期、幼胚期卵、幼虫期卵及各期变性卵等。还可能查见变性卵，其中的卵细胞已裂解，卵壳内充满大小不一的粗大脂肪颗粒，与未受精蛔虫虫卵内的折光颗粒相似。用本法检查带泥土蔬菜上寄生虫虫卵感染时，镜下可能会看见较多植物性成分，如花粉颗粒、植物细胞、植物导管等，应注意与虫卵鉴别（图 3-1-6）。

（1）花粉颗粒　胞壁厚，呈多边形或多角形，缺少内部特征，看不到卵细胞。

（2）植物细胞　粪便中有大量的蔬菜等食物残渣，形态复杂多变，有圆形、椭圆形、多角形、苯环状、螺旋状，这些物质常被误认为虫卵或包囊；透明条状物质常被初学者误认为是寄生虫幼虫，但是如果仔细分析其大小和内部结构就不难作出正确判断。寄生虫幼虫常可看到口囊、咽管球和消化道等结构。

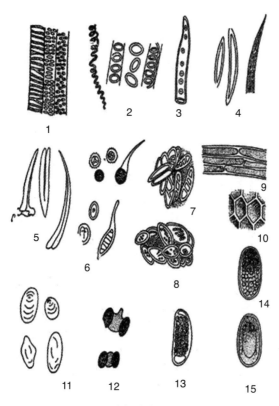

图 3-1-6　粪便中常见的其它物体

1～10.植物细胞和孢子（1.植物的导管：梯纹、网纹、孔纹　2.螺纹和环纹　3.管胞　4.植物纤维　5.小麦颖毛　6.真菌孢子　7.谷壳部分　8.稻米胚乳　9～10.植物薄皮细胞）11.淀粉粒　12.花粉粒　13.植物线虫虫卵　14.螨卵（未发育的卵）　15.螨卵（已发育的卵）

注意事项

1.蔬菜瓜果洗涤后的水要充分沉淀，倾倒上清液时动作要轻，防止沉淀的虫卵被倒掉。
2.有些虫卵可能已发育至具有感染性，实验过程中要注意防止感染。

实验结果

　　获得被检查蔬菜寄生虫虫卵污染情况，警醒人们注意养成良好饮食卫生和个人卫生习惯，提高预防寄生虫病意识。

第二章 医学免疫学

第一节 中性粒细胞吞噬功能测定

具有吞噬功能的细胞称为吞噬细胞，包括单核/巨噬细胞及中性粒细胞。单核细胞存在于血液中，随血液循环迁移至组织中定位，并分化成熟为巨噬细胞。巨噬细胞吞噬功能强，胞内富含溶酶体和线粒体，具有吞噬清除病原体、体内凋亡细胞及异物等功能。中性粒细胞内富含溶酶体、过氧化物酶及杀菌物质，具有高度的移动性和吞噬功能。吞噬细胞是机体固有免疫的重要组成部分，吞噬细胞数量减少或功能障碍都会导致非特异性免疫缺陷，因此检测其吞噬功能有助于诊断某些疾病和判断机体非特异性免疫水平。

通常采用细菌计数法测定中性粒细胞吞噬功能。

实验目的

1. 熟悉细菌计数法测定中性粒细胞吞噬功能试验的原理、方法及用途。
2. 了解中性粒细胞的生物学特性。

实验原理

血液中的中性粒细胞即小吞噬细胞，通过趋化、调理、吞入和杀菌等步骤，吞噬和消化衰老、死亡细胞以及病原微生物等异物，参与抗化脓性细菌感染、急性炎症反应及Ⅲ型超敏反应等多种重要的生理和病理过程，是机体固有免疫的重要组成部分。在体外，将新鲜血液与细菌混合，经适当时间孵育后涂片染色，在显微镜下可观察到被吞噬到中性粒细胞内但还未被消化的细菌。计算吞噬有细菌的中性粒细胞数占中性粒细胞总数的百分率和每个中性粒细胞平均吞噬的细菌数，可反映中性粒细胞的吞噬功能。本试验用白色葡萄球菌作为中性粒细胞的吞噬物。

实验材料

1. 白色葡萄球菌孵育 18 h 的肉汤培养物。
2. 肝素抗凝试管、碘附、无菌棉签、压脉带、采血针、吸管、EP 管、载玻片、水浴箱或孵育箱。
3. 瑞氏染液、pH 6.8 PBS、蒸馏水、显微镜、香柏油。

实验方法

1. 制备细菌悬液

取白色葡萄球菌 18 h 肉汤培养物，经 McFarland 比浊法测细菌数后，用生理盐水调整浓度至（6~9）×10⁸/ml，100℃加热 15 min 杀死，4℃保存备用。

2. 准备血液样本

用碘附消毒手臂皮肤后，静脉采血 2 ml，收集于含肝素（50 U/ml）的抗凝试管中，轻轻混匀。

3. 孵育

将血液和细菌悬液按体积比 2∶1 的比例混合，轻轻混匀后，置 37℃孵育箱或水浴箱孵育 20 min，中间隔 10 min 混匀一次。

4. 制作血涂片

用吸管将血液和细菌的混合液轻轻吹打均匀，取 1 小滴置于洁净的载玻片上，用另一玻片推成薄血片，空气中自然干燥。

5. 瑞氏染色

滴瑞氏染液数滴于血涂片上覆盖血膜，染色 1 min，再加等量 pH 6.8 PBS 与染液混合，染色 10~15 min，注意勿使染液干涸。平持载玻片，用蒸馏水冲洗载玻片一端，使水流将染料"漂"走，空气中自然干燥。

6. 油镜观察

先用低倍镜寻找中性粒细胞，再用油镜观察中性粒细胞及其吞噬的白色葡萄球菌。可见中性粒细胞分叶状的细胞核及吞噬的细菌染为蓝紫色，而中性粒细胞胞质染为淡红色。

注意事项

1. 人类中性粒细胞的吞噬活性在 37℃时最强，温度过高、过低均会使其吞噬能力减低。

2. 个体差异、年龄、健康状况的不同，中性粒细胞的吞噬能力也不同。

3. 掌握好细菌与中性粒细胞的作用时间。中性粒细胞对细菌的吞噬是一个非常迅速的过程，吞噬 5 min 时吞噬率达 45%，10 min 时吞噬率接近 80%，20 min 时即达平台。

4. 血涂片不宜太厚或过薄，要求推出尾部，越接近推片末梢，中性粒细胞数越多。计数时应取玻片前、中、后三段计数，以提高准确率。

实验结果

实验现象见图 3-2-1 所示。

观察 100 个中性粒细胞，分别记录吞噬细菌的中性粒细胞数和每个中性粒细胞吞入的细菌数。按以下公式计算吞噬率和吞噬指数：

吞噬率（%）＝100 个中性粒细胞中吞噬细菌的中性粒细胞数 /100（中性粒细胞）×100%

吞噬指数＝100 个中性粒细胞吞噬的细菌总数 /100（中性粒细胞）

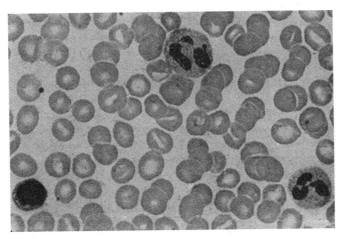

图 3-2-1　中性粒细胞吞噬细菌现象

一般情况下，人中性粒细胞吞噬率正常参考值为 62%～76%，吞噬指数正常参考值为 1.32～1.72。

思 考 题

1. 中性粒细胞吞噬功能增高或减低有何意义？
2. 中性粒细胞吞噬率和吞噬指数的含义是什么？
3. 除吞噬功能检测外，还有哪些实验用于检测中性粒细胞功能？

第二节　淋巴细胞转化试验

实验目的

1. 掌握淋巴细胞转化试验的原理。
2. 熟悉四甲基偶氮唑盐比色法（MTT 法）淋巴细胞转化试验的方法。

实验原理

T、B 淋巴细胞在体外培养时，当受到有丝分裂原（如 PHA、ConA）或特异性抗原刺激时，可发生克隆性增殖和分化，表现为细胞代谢旺盛，细胞内核酸和蛋白质合成增加，体积增大并成为能进行分裂的淋巴母细胞。在形态学上，可见淋巴母细胞体积明显增大，染色质疏松，胞质丰富，核仁清晰可见（图 3-2-2）。淋巴细胞转化试验是基于淋巴细胞对有丝分裂原和特异性抗原的反应性，体外检测淋巴细胞增殖反应性的实验。淋巴细胞增殖反应能力的强弱，在某种程度上反映淋巴细胞对外来抗原刺激反应能力的高低。淋巴细胞转化试验测定的方法有形态学检测法、^{3}H- 胸腺嘧啶脱氧核苷（TdR）放射性核素掺入法、四甲基偶氮唑盐比色法（MTT 法）等。淋巴细胞转化试验通常应用于患者细胞免疫功能检测、器官移植中组织相容性检测及免疫制剂的免疫调节功能评价等。

　　本实验采用四甲基偶氮唑盐微量酶反应比色法，即 MTT 法。淋巴细胞受到 ConA、抗原等作用后发生增殖活化，其胞内线粒体琥珀酸脱氢酶活性相应升高，该酶可将外源性 MTT 还原为水不溶性的蓝紫色结晶甲臜（formazan），并沉积在细胞中，而死细胞无此功能。二甲基亚砜（DMSO）能溶解细胞中的甲臜，形成蓝色溶液。细胞增殖程度越高，形成的甲臜就越多，蓝色就越深。用酶标测定仪测定细胞培养物于 570 nm 波长的 OD 值，OD 值的大小可反映体系中细胞的相对增殖程度。

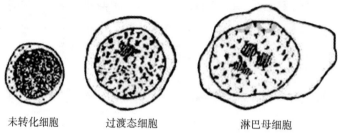

未转化细胞　　　　过渡态细胞　　　　　淋巴母细胞

图 3-2-2　淋巴细胞转化示意图

实验材料

　　1. 健康 6 ~ 8 周龄 BALB/c 小鼠。

　　2. ConA　根据 ConA 的纯度，用 RPMI1640 培养液配制成最适浓度，用 0.22 μm 微孔滤膜过滤除菌。ConA 刺激小鼠 T 细胞增殖的最适刺激浓度一般为 1.25 ~ 5 μg/ml。

　　3. 淋巴细胞分层液、Hanks 液、RPMI1640 培养液、胎牛血清。

　　4. 四甲基偶氮唑盐（MTT）　用 PBS 配制 5 mg/ml 的 MTT 储存液，0.22 μm 微孔滤膜过滤除菌、分装，4℃避光保存。

　　5. ACK 红细胞裂解液、DMSO。

　　6. 仪器设备　37℃恒温 CO_2 培养箱、酶标仪、注射器内芯、培养皿、试管、吸管。

实验方法

　　1. 淋巴细胞的分离与培养

　　（1）无菌取小鼠脾，置于预先加入 5 ml Hanks 液的平皿中的 100 目钢网上，用注射器内芯将脾压碎后，将细胞液移至离心管内，用 PBS 洗涤一次，1000 r/min 离心 5 min，弃上清液。

　　（2）用 2 ml ACK 红细胞裂解液重新悬浮细胞，室温 2 min。

　　（3）用 10 ml PBS 洗涤 1 次，1000 r/min 离心 5 min，弃上清液。

　　（4）用 5 ml 含 10% 胎牛血清的 RPMI1640 培养液重新悬浮细胞，计数细胞后，用该培养液调整细胞浓度为 5×10^6/ml，加入 96 孔培养板中，每孔 100 μl 细胞悬液。

　　（5）在 96 孔培养板中，加入最适剂量的 ConA，每孔 100 μl，同时设只加含 10% 胎牛血清的 RPMI1640 培养液为阴性对照，每组设三个复孔。

（6）将细胞置于细胞培养箱内，于37℃、5% CO_2 条件下培养48~72 h。

2. MTT 比色法检测淋巴细胞增殖水平

（1）在上述培养细胞的96孔培养板中，每孔加入5 mg/ml MTT 10 μl，加完后轻轻搋板，使 MTT 和细胞混匀，在37℃、5%CO_2 培养箱中继续培养4 h。

（2）小心吸弃上清液，再每孔加入二甲基亚砜（DMSO）100 μl，于微量振荡器上轻轻振荡10 min，待颗粒完全溶解。

（3）用酶标仪测定细胞培养孔溶液在570 nm波长的OD值（用空白孔调零），记录结果。

实验结果

根据有丝分裂原刺激组和对照组各自的OD均值，计算出刺激指数（SI）。

结果判定：SI（刺激指数）＝Con A 刺激孔 OD 均值 / 对照孔 OD 均值。

注意事项

1. 淋巴细胞要新鲜制备，否则会影响试验结果。

2. ConA 浓度应合适，浓度过高对细胞有毒性，浓度过低不足以刺激淋巴细胞发生母细胞化。

3. MTT 比色法最后吸弃上清液时，要小心操作，在尽量吸弃上清液的同时，注意不要将甲臜颗粒吸出，以免影响结果。同时，加入 DMSO 溶剂后要等甲臜颗粒充分溶解后，才能进行比色检测。

4. 如果用特异性抗原刺激淋巴细胞，则 ConA 刺激孔可以作为阳性对照。

思 考 题

1. 用有丝分裂原或特异性抗原刺激淋巴细胞转化的机制分别是什么？

2. 根据该试验，请自己设计针对"某一种特异性抗原"的淋巴细胞转化试验。

第三节　Et 花环形成试验

淋巴细胞包括 T 细胞、B 细胞和 NK 细胞。从淋巴细胞中选择性分离出均质的特殊淋巴细胞群及亚群，对深入研究免疫细胞的分化过程、生物学特性与功能等具有重要意义。目前采用的分离方法有 E 花环形成分离法、尼龙毛柱分离法、免疫磁珠分离法、流式细胞仪分离法等。本试验以 Et 花环形成试验为例。

实验目的

掌握 Et 花环形成试验的原理和操作方法。

实验原理

人外周血 T 淋巴细胞表面具有绵羊红细胞（SRBC）受体，能够与 SRBC 结合形成花环样细胞团（即 E 花环）。此试验用于计数 T 淋巴细胞数量，可判断机体细胞免疫状况。由于 T 淋巴细胞的异质性，其对 SRBC 的亲和力也不同，因而 T 淋巴细胞可形成不同类型的 E 花环，其中在 4℃放置 1 h 以上，所形成的花环数代表 T 淋巴细胞总数，称为总花环（Et 花环）。

实验材料

1.肝素抗凝剂　用 Hanks 液将肝素配制成 500 U/ml 的溶液，分装，每管 0.1 ml，置 4℃保存备用。

2.淋巴细胞分离液（密度为 1.077±0.001）。

3.小牛血清　56℃加热灭活 30 min，按 2∶1 比例与沉积 SRBC 混合，置 37℃ 30 min 后，2000 r/min 离心 20 min，收集上清液备用。

4.0.5% SRBC 悬液　无菌操作取绵羊血，脱纤维，或 Alsever 液保存的绵羊血，用 5～10 倍量生理盐水洗 3 次。第 3 次 2500 r/min 离心 10 min，弃上清液，用生理盐水配制成 0.5% SRBC 悬液（约 10^8 个细胞/ml）。

5.0.8% 戊二醛　取 4.5 g/L NaCl 溶液 30.25 ml，加入 25% 戊二醛 1 ml。

6.姬姆萨–瑞氏染液　取磷酸缓冲液 10 ml，加入姬姆萨染液 6 滴和瑞氏染液 1 滴，混匀。

7.Alsever 液、Hanks 液（无 Ca^{2+} 和 Mg^{2+}，pH 7.2～7.4）、1/15 mol/L PBS（pH 7.0～7.4）、生理盐水。

8.离心机、水浴箱、电冰箱、显微镜、离心管、载玻片、盖玻片、吸管、吸耳球、注射器。

实验方法

1.淋巴细胞悬液的制备

取 2 ml 肝素抗凝血，加入 Hanks 液 2 ml，滴加于 2 ml 淋巴细胞分离液上，2000 r/min 水平离心 20 min。取出单个核细胞层，用 4 倍 Hanks 液洗 2 次，每次 1000 r/min 离心 10 min。弃去上清液，留下沉淀细胞约 0.2 ml。

2.Et 花环试验

（1）取 0.5%SRBC 悬液 0.2 ml 和小牛血清 0.1 ml，加入上述淋巴细胞沉淀管中，混匀，置 37℃水浴 5 min。

（2）将淋巴细胞沉淀管放入离心机，500 r/min 离心 5 min，置 4℃ 1～2 h 或过夜。

（3）沿管壁加入 0.8% 戊二醛 0.2 ml，置 4℃ 20 min。

（4）弃上清液，留约 0.2 ml，轻轻吹吸混匀，沉淀细胞。

注意事项

1.SRBC 与淋巴细胞混合后离心速度不能过高，在 Et 花环试验中，置 4℃应至少 1h 或过夜。

2.绵羊红细胞保存时间以 1 周内为宜，超过 2 周则与淋巴细胞结合力下降，超过 5~6 周则不能再用。

3.SRBC 与淋巴细胞混合比例以 100∶1~200∶1 为宜，淋巴细胞离体后不能超过 6 h，否则会影响花环形成率。

4.温度对实验结果影响较大，故实验温度条件应保持一致，从 4℃取出后应立即计数。

5.计数前将沉淀细胞重悬时，使细胞团块松散均匀即可，不可强力吹打，以免 SRBC 从淋巴细胞上脱落。

实验结果

1.湿片法

取 1 滴细胞悬液滴加于载玻片上，加入少许姬姆萨－瑞氏染液染色，加盖玻片后，高倍镜下观察。

2.干片法

取细胞悬液涂片，自然干燥，用姬姆萨－瑞氏染液染 10 min，水洗、干燥后，高倍镜或油镜下观察。

镜下观察所见如图 3-2-3。

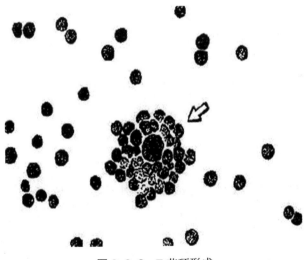

图 3-2-3　E 花环形成

临床意义

该试验可用于先天性细胞免疫缺陷病的检测；肿瘤患者疗效观察及预后判断；评价迟发型超敏反应、某些感染和组织器官移植，了解机体细胞免疫状态；探讨某些疾病发病机制；考核药物疗效及研究药物作用机制；也可用于 T 淋巴细胞的分离。

思 考 题

简述 Et 花环形成试验的用途及其原理。

第四节 肿瘤坏死因子的免疫学检测法

实验目的

1. 掌握肿瘤坏死因子（TNF）双抗体夹心 ELISA 法的检测原理。
2. 熟悉双抗体夹心 ELISA 法的操作步骤。

实验原理

肿瘤坏死因子（TNF）的免疫学检测法是应用标记的抗 TNF 特异性抗体，利用抗原抗体反应的原理检测 TNF 的含量。常用的方法有 ELISA、放射免疫测定法（RIA）以及活细胞功能检测法（FIA）等。本实验主要采用双抗体夹心 ELISA 法检测待测样品的 TNF-α 含量。选用两株针对 TNF-α 分子不同位点的单克隆抗体，即 McAb1（包被抗体）与 McAb2（酶标抗体）。先用 McAb1 包被固相载体，使待测的 TNF-α 与之特异性地结合，然后加入辣根过氧化物酶（HRP）标记的 McAb2，则形成 McAb1-TNF-α-HRP-McAb2 复合物，再加入 HRP 底物，则酶催化底物显色。测定样品与标准品的 OD 值，绘制标准曲线，即可从标准曲线中查得待测样品中 TNF-α 的含量。

实验材料

1. 待测样品　可以直接来自体液标本或通过体外 LPS 诱导的巨噬细胞培养上清液。
2. 包被抗体　抗 TNF-α 单抗（McAb1）。
3. 酶标抗体　HRP 标记的抗 TNF-α 单抗（McAb2）。
4. TNF-α 标准品。
5. 包被液、稀释液、底物缓冲液（显色液）、终止液等。
6. 96 孔酶标板、酶标仪、495 nm 滤光片、刻度吸管、毛细吸管、加样器（头）、水浴箱等。

实验方法

1. 包被

将用包被液稀释的 McAb1 加入 96 孔酶标板，每孔 100 μl，置 37℃孵育 2 h 后再移至 4℃下过夜（16 ~ 72 h）。

2.洗涤

倾去 96 孔酶标板的包被液，用洗涤液加满隔空，置室温 3 min，然后倾去。如此反复，清洗 3 次。

3.加样（均设双复孔）

（1）将已知含量的 TNF-α 标准品用稀释液作倍比稀释后，分别加入第 1~7 孔，每孔 100 μl，按浓度从低到高的顺序依次加样。

（2）第 8 孔加入待测样品，每孔 100 μl；第 9 孔加入阴性对照血清（未免疫小鼠 IgG），每孔 100 μl；第 10 孔为空白对照（稀释液），每孔 100 μl。

4.加样后，置 37℃ 孵育 1~2 h，洗涤 3 次，方法同步骤 2。

5.各孔加入 HRP 标记的 McAb2（用稀释液做适当的稀释），其稀释度根据预试验结果而定，每孔 100 μl。置 37℃ 孵育 1~2 h，洗涤 3 次，方法同步骤 2。

6.显色

各孔加入新鲜配制的 ABTS 显色液（或 OPD-H$_2$O$_2$ 显色液），每孔 100 μl，置室温或 37℃ 下避光反应 15~30 min。

7.终止反应

各孔加入终止液（2 mol/L H$_2$SO$_4$），每孔 50 μl。

8.测定 OD 值

用酶标仪，以波长 495 nm 测定各孔溶液的 OD 值。

实验结果

1.空白对照及阴性对照孔应无色，各阳性孔呈现棕黄色，且 TNF-α 标准品各孔呈明显颜色由浅到深的梯度。

2.绘制标准曲线　以 TNF-α 含量为横坐标（X），相应的 OD 值为纵坐标（Y），在普通坐标纸上绘制标准曲线。

3.根据待测样品孔所测得的 OD 值，在标准曲线上查得样品中 TNF-α 含量。

注意事项

1.血清或者血浆中残存的凝块或红细胞须经离心除去，勿用溶血或血脂过高的血清检测 TNF-α 含量。

2.待测样品在 2~8℃ 可放置 3 天，超过 3 天应放入 -20℃ 或 -70℃ 冰箱，且应避免反复冻融，宜分装保存。

3.TNF-α 标准品的质量直接影响到待测样品结果的准确性，应注意商品试剂盒中的标准品可随时间延长而效价降低。

4.分别用加样器吸取各分标本，避免相互交叉使用。

5.叠氮钠（NaN$_3$）对辣根过氧化物酶有灭活的作用，在本实验中应避免使用。

6.底物显色液应临用前配制，置 4℃ 避光保存。H$_2$O$_2$ 应置 2~8℃，保存 6 个月以内。

思 考 题

1. TNF 的免疫学测定方法有哪些？
2. TNF 免疫学检测测定结果的影响因素有哪些？
3. 根据 TNF 的生物学活性，设计其生物学活性测定方法。

第五节 胶体金斑点层析技术检测早期妊娠

实验目的

1. 掌握胶体金斑点层析技术检测早期妊娠的原理及基本方法。
2. 熟悉免疫金标技术的基本原理。

实验原理

在吸附有金颗粒标记的抗 HCG 的玻璃纤维滤纸上，已知鼠抗人 HCG（一抗）固相化在硝酸纤维素膜的检测线处；抗鼠 Ig（二抗）固相化在硝酸纤维素膜的阳性对照线处。当受精卵着床 1 周后，孕妇的尿液中就可出现绒毛膜促性腺激素（HCG）。胶体金斑点层析技术首先将鼠抗人 HCG 的单克隆抗体吸附在胶体金颗粒上（常用胶体金微粒直径为 5～50 nm，分散状态的胶体金微粒一般肉眼不可见，但是大量胶体金微粒因抗原–抗体反应而聚集后，便可呈现明显紫红色），将此标记的抗体（胶体金致敏抗体）松弛地附着在玻璃纤维上。鼠抗人 HCG 膜（一抗）及兔抗鼠 Ig（二抗）分别吸附在硝酸纤维素膜上的检测线处及阳性对照线处。当尿液通过吸水垫料的毛细管作用上行时，尿液中的 HCG 与玻璃纤维上的抗 HCG（胶体金致敏抗体）结合，并且 HCG–抗 HCG–胶体金继续上行至检测线处，并与该处的抗 HCG 发生反应，形成双抗体夹心免疫复合物，抗体 Fc 段标有胶体金，即呈清晰的紫红色。未结合 HCG 的或已结合 HCG 的胶体金致敏抗体会继续上行，与阳性对照线处的二抗（兔抗鼠 Ig）发生结合，固定致敏胶体金颗粒，形成一条清晰的紫红色线，即无论尿液中有无 HCG，在阳性对照线处均应出现清晰的紫红色线（图 3-2-4）。该法灵敏、简便、快速，可作为早期妊娠检测试剂应用。

实验材料

1. 待检尿液 1 号和 2 号。
2. 胶体金早孕检测试纸。

实验方法

1.将胶体金早孕检测试纸的箭头一端插入尿液中（注意尿液不要超过标志线）。

2.5~10 s 后取出纸条，并在 3 min 内读取结果。

注意事项

1.试纸条虽然可在室温保存，但大批暂时不用的试纸条应在 4℃ 保存，以免抗体失效。从冰箱取出的试纸条则应待其恢复至室温后再打开密封，可避免反应线模糊不清。

2.试纸条打开密封包装后，极易受潮，受潮的试纸不可使用。已使用过的试纸条，即使是阴性结果，也不可重复使用。

实验结果

阳性：测试纸条出现两条紫红色反应线。

阴性：测试纸条仅在阳性对照线处出现一条紫红色线。

无效：测试纸条上阳性对照线处无紫红色线出现，说明测试条无效或其他原因的实验失败。

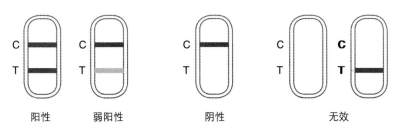

图 3-2-4 胶体金斑点层析技术检测早期妊娠结果示意图

思考题

试用胶体金斑点层析技术设计一个检测血清中乙肝病毒表面抗原（HBsAg）的实验。

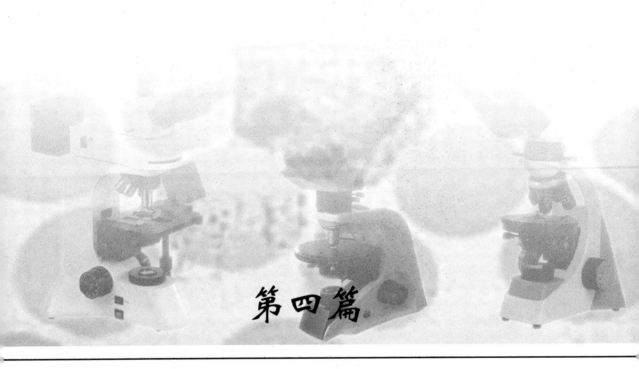

第四篇

设计创新性实验

第一章 病原生物学

第一节 奶粉中金黄色葡萄球菌的检验

研究背景

金黄色葡萄球菌能产生耐热性很强的肠毒素，人摄入产生肠毒素的金黄色葡萄球菌后，可引起恶心、呕吐、腹泻等急性胃肠炎症状，即食物中毒。当乳制品、蛋、肉、鱼类食品被金黄色葡萄球菌污染后，在温度适宜、通风条件不好等环境下，经 8～10 h 或更短时间，产生大量肠毒素。金黄色葡萄球菌产生的肠毒素耐热性好，能耐受 100℃，30 min，经金黄色葡萄球菌污染的食物如奶制品，经加热处理后，食物中的细菌被杀死，但肠毒素却不能被破坏，食用后可导致金黄色葡萄球菌性食物中毒。

实验目的

将奶粉标本细菌分离鉴定的方法用于临床实践中，培养学生对化脓性病原菌分离鉴定的思维和实践能力。

实验材料

奶粉标本，40℃蒸馏水，普通琼脂平板，7.5% 氯化钠肉汤培养基，血琼脂平板，甘露醇，微量生化反应管，生理盐水，兔血浆，0.9% 氯化钠溶液，甲苯胺蓝核酸琼脂培养基，革兰染色液，显微镜，超净工作台，培养箱，接种环，酒精灯，药物滤纸片，试管等。

实验要求

请按化脓性细菌分离鉴定的程序，设计实验方案，将奶粉标本中的金黄色葡萄球菌分离鉴定出来，并测定其对常用抗菌类药物的敏感度，以指导临床用药。

思 考 题

若从奶粉标本中未分离鉴定出目的菌，考虑还有哪些病原菌可污染食物引起食物中毒？应采用什么方法才能分离鉴定出目的菌？请设计出其分离鉴定程序。

第二节　乙肝病毒感染病例设计实验室诊断方法

研究背景

病例：5 岁男孩，反复全身水肿 3 个月，发现肝功能异常 1 个月。

患儿于 3 个月前出现双上眼睑及双下肢水肿，逐渐遍及全身。2 个月前全身水肿加重。当地医院查尿蛋白（＋＋＋＋）、RBC 6～7 个 /HP（每高倍视野）、WBC 6～7 个 /HP。口服激素治疗 4 天后全身水肿明显减轻。因尿蛋白持续异常，于 1 个月前到当地儿童医院住院。实验室检查：GPT（谷丙转氨酶）48 U/L，HBsAg（＋），诊断为慢性乙型病毒性肝炎、乙型肝炎病毒相关性肾炎。经治疗，肝功能恢复正常，但尿蛋白仍无明显好转而转入 302 医院治疗。入院查体：肝大，肋下 2.0 cm，脾肋下未及；双下肢中度凹陷性水肿，阴囊轻度水肿。实验室检查：低蛋白血症、高血脂、HBsAg（＋）。肝组织病理见肝细胞肿胀、气球样变，小叶内散在点灶状坏死，汇管区较多炎症细胞浸润伴碎片样坏死，诊断为慢性病毒性肝炎。肾组织病理诊断为膜性肾病，免疫荧光检查 HBsAg（＋）。

实验目的

1. 掌握乙肝病毒抗原、抗体在疾病中的致病作用及其检测方法。
2. 熟悉乙肝病毒感染可采取的实验室诊断方法。
3. 了解乙肝病毒感染后可引起免疫功能的改变。

实验要求

1. 通过病例讨论，设计实验室诊断方案，按实验方案做实验。
2. 认识乙肝病毒感染的临床复杂性以及乙肝病毒感染后对机体免疫功能的影响，用所学的免疫学知识和技术辅助诊断乙肝病毒感染及其并发症，减少临床误诊。

第三节　乙胺嗪对淋巴丝虫病化学治疗的研究

淋巴丝虫病是严重危害人民健康的常见病、多发病，全球有八十多个国家和地区的 1.2 亿人感染淋巴丝虫病。其反复发作的急、慢性淋巴管（结）炎、各种类型的淋巴水肿、象皮肿、乳糜尿、乳糜血尿、鞘膜积液等是该病的主要临床表现，严重者终身致残甚至导致死亡。据调查显示，我国是上述疾病流行最严重的国家之一。

对于上述疾病的治疗一直是医学界公认的几大难题。自发现乙胺嗪到 1985 年，有关丝虫病的化学治疗药物的研究进展不大。为了进一步了解乙胺嗪对淋巴丝虫病的化学治疗作用，本实验对乙胺嗪对淋巴丝虫病化学治疗做进一步研究。

研究目标

1. 通过本设计实验，观察乙胺嗪对淋巴丝虫病的化学治疗作用，对治疗人丝虫病有一定的价值意义。

2. 进一步了解和掌握科学研究的基本思路和基本过程，并通过实验提高对科研的认识和兴趣。

实验材料

1. 实验动物　感染丝虫病的小鼠 20 只，雌雄各半。

2. 实验材料　乙胺嗪、生理盐水、解剖剪、无菌注射器。

实验方法

1. 随机将 20 只感染丝虫病的小鼠平均分为 4 组，分别为 A 组、B 组、C 组、D 组，并将各组的小鼠分别编号为 1、2、3、4、5 号。

2. 将高剂量乙胺嗪注射入 A 组感染丝虫病的小鼠体内。

3. 将低剂量乙胺嗪注射入 B 组感染丝虫病的小鼠体内。

4. 将适量生理盐水注射入 C 组感染丝虫病的小鼠体内。

5. D 组感染丝虫病的小鼠不做任何处理。

6. 将所有小鼠放在同一适宜环境中养殖，5 天后将所有小鼠处死，制片观察感染丝虫的小鼠体内的微丝蚴的分布情况，并观察记录小鼠体内丝虫成虫的数量。

预期结果

1. A 组感染丝虫病的小鼠体内丝虫成虫数量最少，B 组较 A 组多，C 组、D 组最多，且 C 组与 D 组数量差不多。

2. A 组与 B 组感染丝虫病的小鼠体内微丝蚴的分布差不多，C 组与 D 组感染丝虫病的小鼠体内的微丝蚴的分布差不多，但比 A 组、B 组的分布稍密。

实验讨论

注射乙胺嗪高剂量比低剂量的疗效更好，而副反应未明显增加。乙胺嗪对微丝蚴的影响不大，说明乙胺嗪主要对成虫起作用。这说明在应用于人体时，高剂量的乙胺嗪对丝虫病患者有更好的疗效。因为乙胺嗪主要对成虫起作用，所以尽管乙胺嗪可以使丝虫病患者的病情有所好转，但是由于乙胺嗪对微丝蚴的作用差，所以服用过乙胺嗪的丝虫病患者体内还可能有微丝蚴。若停服乙胺嗪，由于微丝蚴的存在，则该患者会重新患丝虫病。所以，丝虫病患者在病情好转后仍然不能停服乙胺嗪，需要服用较长时间才可以最终将该病治好。

可行性分析

1. 本实验设计方案合理，分组、对照实验兼有，技术方法、路线可行，操作性强，可以很好地实施。

2. 本实验结果为进一步进行乙胺嗪对人丝虫病的治疗提供了实验依据。

第四节　大蒜籽浸液预防日本血吸虫尾蚴感染的实验研究

研究背景

日本血吸虫生长过程中只有尾蚴能主动钻入人和动物皮肤或黏膜而导致感染，因此防止尾蚴侵入皮肤即可防止血吸虫感染。使用涂肤防护剂是防止血吸虫感染的有效手段之一，研究、寻找有效的防护剂已成为预防血吸虫感染的重要课题。国内曾筛选研制了多种预防尾蚴感染的药物，均有良好的防护作用，但或多或少地存在一些缺点，不易被群众所接受。为了适应实际预防工作需要，研发新的防尾蚴感染剂很有必要。

大蒜为百合科葱属植物的地下鳞茎，其提取物对多种细菌、真菌、病毒等有杀灭或抑制作用，并对钉螺有杀灭作用。已有报道大蒜籽浸液对日本血吸虫尾蚴有较好的杀灭效果。为了进一步了解大蒜籽浸液的有关作用，拟对大蒜籽浸液涂抹皮肤预防日本血吸虫尾蚴感染的效果进行研究。

研究目标

1. 通过本设计实验，观察大蒜籽浸液对日本血吸虫尾蚴的杀灭作用。

2. 进一步了解和掌握科学研究的基本思路和基本过程，并通过实验提高对科研的认识和兴趣。

实验材料

1. 实验动物　正常小鼠 12 只，雌雄各半。

2. 实验材料　大蒜籽浸液，阳性钉螺，10% 水合氯醛，脱氯清水。

实验方法

1. 大蒜籽浸液制备

市场购大蒜籽 250 g，剥皮，用脱氯清水洗净，晾干，放入多功能食品粉碎机捣碎，压汁，即成大蒜籽液（简称蒜液）。

2. 分组

将 12 只小鼠分为实验组和对照组，每组各 3 只雌性小鼠和雄性小鼠。

3. 杀灭尾蚴实验

实验当日从钉螺中释放血吸虫尾蚴。实验组取大蒜籽浸液 100 μl 滴加到载玻片上，每片加入活尾蚴 100 条左右，每次做 5 片，共做 2 次，解剖镜下观察，并记录杀灭尾蚴时间。以解剖针触及尾蚴，不活动者判为死亡，至尾蚴全部死亡为杀灭尾蚴所用时间。另外，设脱氯清水对照组，对照观察。

4. 动物感染实验

将雌雄共 10 只小鼠腹部剃毛（范围 2～3 cm），皮下注射 10% 水合氯醛 0.1 ml 进行麻醉。取大蒜籽浸液 100 μl 滴加到载玻片上，加入血吸虫尾蚴（40±5）条于其中，放置 30 min 后固定于已麻醉的小鼠腹部，感染 20 min，40 天后将小鼠解剖，用灌注法与撕碎法收集虫体。首先经上腔静脉灌注冲洗，解剖镜下计数其肝、肠静脉丛内的虫体数；灌洗结束，取下肝、肠，用小镊子将肝与肠系膜拉碎，检查，计数未冲出的虫体，计算感染率。另外，设脱氯清水感染对照组。

预期结果

1. 杀灭尾蚴实验结果

大蒜籽浸液短时间内即可迅速杀死日本血吸虫尾蚴；而脱氯清水对照组的血吸虫尾蚴，直至载玻片上清水干燥为止（1～2 h）绝大多运动活泼。以表 4-1-1 的形式观察记录大蒜籽浸液杀灭日本血吸虫尾蚴的时间（s）。

表 4-1-1　大蒜籽浸液杀灭日本血吸虫尾蚴的时间（s）

顺序	计数时间					平均时间
	玻片 1	玻片 2	玻片 3	玻片 4	玻片 5	
第一次						
第二次						

2. 血吸虫尾蚴感染小鼠实验结果

经大蒜籽浸液杀灭的血吸虫尾蚴感染小鼠后均未检获血吸虫成虫，感染率为 0；经脱氯清水感染对照组存活的小鼠绝大多数感染了日本血吸虫成虫，且感染率很高。以表 4-1-2 的形式观察记录血吸虫尾蚴对小鼠感染的实验结果。

表 4-1-2 血吸虫尾蚴感染小鼠的实验结果

	解剖小鼠数	检获虫体数	无虫小鼠数	感染率（%）
实验组				
对照组				

实验讨论

大蒜籽浸液有较好的杀灭日本血吸虫尾蚴的作用且起效迅速。已杀灭的血吸虫尾蚴对实验动物无感染性。本次实验研究结果显示对小鼠涂抹大蒜籽浸液可以有效防御日本血吸虫尾蚴的感染，为下一步研究大蒜籽浸液预防日本血吸虫尾蚴感染提供了实验依据。

可行性分析

1. 本实验结果为进一步进行动物现场预防效果研究以及研制新的防尾蚴感染剂提供了实验依据。

2. 本实验设计方案简单合理，分组、对照实验兼有，技术方法、路线可行，操作性强。

第二章 医学免疫学

第一节 肿瘤患者细胞免疫功能测定

研究背景

20世纪50年代，由于发现了肿瘤特异移植抗原以及机体免疫反应具有抗肿瘤作用，免疫学在肿瘤的诊断和治疗上的应用才引起了人们的重视。1960年以后，大量的体外实验证明，肿瘤患者的淋巴细胞、巨噬细胞和细胞毒抗体等均有抗肿瘤效应，提出了免疫监视（immune surveillance）的概念，为肿瘤免疫学理念体系的建立打下了基础。1975年单克隆抗体技术的建立，推动了肿瘤免疫诊断技术和免疫治疗的发展。1980年以后，随着分子生物学和免疫学的迅速发展及学科间相互渗透交叉，对肿瘤抗原的性质及其呈递过程、机体的抗肿瘤免疫机制等有了新的认识，从而促进了肿瘤免疫诊断与治疗的应用。

机体的免疫功能与肿瘤的发生、发展有密切关系。当宿主免疫功能低下或受抑制时，肿瘤的发病率将增高；而在肿瘤进行性生长时，宿主的免疫功能将会受到抑制，两者互为因果，双方各因素的消长对肿瘤的发展起着重要作用。肿瘤患者的免疫功能异常可表现在体液免疫应答和细胞免疫应答，一般认为细胞免疫应答起主要作用。因此，肿瘤患者的细胞免疫功能测定，对肿瘤的诊断、疗效观察和预后判断具有重要意义。

设计提示

1. 病历选择及标本收集

（1）病例选择　收集某一种有代表性的肿瘤病例，如原发性肝癌、乳腺癌、肺癌等。

（2）对研究对象定义　符合临床诊断标准和病理诊断标准。

2. 检测指标及检测方法的确定

（1）要认真复习所学过的免疫学和肿瘤免疫学知识，在此基础上，根据所选病例和肿瘤的发生、发展与免疫的关系，并结合实验室条件，讨论确定检测指标和方法。

（2）检测指标不应该是单一的，应是多个并可组合成一组或几组，同时应考虑从不同方面、不同水平全面了解肿瘤患者的免疫功能状况。

（3）检测指标及检测方法的确定应科学、合理、可行，且具有价值。

1. 通过本设计性实验，观察肿瘤患者免疫功能状况在肿瘤发生、发展过程中的变化情况，以及对肿瘤患者治疗前、后疗效的评价。

2. 结合本设计性实验，进一步分析机体免疫功能状况与肿瘤发生、发展的关系。

第二节 多糖类免疫调节剂对正常或免疫功能低下小鼠免疫功能的影响

研究背景

多糖类化合物广泛存在于植物、真菌和细菌中。多糖类化合物作为生命物质的组成成分之一，广泛参与了细胞的各种生命活动及生理过程，如免疫细胞间信息的传递，细胞的转化、分裂及再生活动等。多糖类免疫调节剂包括免疫增强剂和免疫抑制剂。多糖类免疫增强剂能通过多种机制刺激免疫系统，提高机体的特异性和非特异性免疫功能，具有抗感染、抗肿瘤、抗辐射、抗衰老等作用；而免疫抑制剂则具有相反作用，多用于器官移植排斥及某些自身免疫性疾病的防治。

设计提示

多糖类免疫调节剂的结构与功能的关系，迄今尚不十分清楚，多糖的立体结构、分子量、取代基、溶解度、黏度、给药剂量、给药途径等均能影响其生物学活性。多糖类免疫调节剂对机体免疫功能的影响主要通过以下途径发挥作用：① 激活单核吞噬细胞系统和补体。② 激活巨噬细胞和 T 淋巴细胞、B 淋巴细胞、NK 细胞。③ 调节红细胞免疫。④通过神经内分泌网络而发挥免疫调节作用。⑤诱生多种细胞因子，包括干扰素、白细胞介素、肿瘤坏死因子、集落刺激因子等。

本设计性实验的关键是构建免疫功能低下的动物模型，探讨多糖类免疫调节剂的最佳作用浓度、给药方式和作用时间；选择适当的实验方法，明确观察指标，分析多糖类免疫调节剂对机体免疫功能的影响。

实验要求

1. 通过本设计性实验，了解多糖类免疫调节剂的种类、分离纯化、结构鉴定、作用机制和用途。

2. 通过本设计性实验，展望多糖类免疫调节剂的发展未来，激励同学们从细胞水平和分子水平上揭示多糖类免疫调节剂的免疫作用机制，阐明结构与功能的关系，发挥我国中药特色和开发符合国际规范的新的多糖类免疫调节剂。

附录 常用试剂的配制

第一节 医学免疫学实验相关试剂的配制

1. 磷酸盐缓冲液（PBS）

NaCl 8 g，KCl 0.2 g，Na_2HPO_4 1.44 g，KH_2PO_4 0.24 g，溶解于 800 ml 去离子水中，用 HCl 调节溶液 pH 至 7.2 ~ 7.4，加去离子水定容到 1000 ml，1.05 kg/cm² 高压灭菌 20 min，室温保存备用。

2. 包被缓冲液（pH 9.5 碳酸盐缓冲液）

$Na_2CO_3 \cdot 10H_2O$ 8.58 g，$NaHCO_3$ 58 g，溶解于 1000 ml 去离子水中。

3. 封闭液（5% 脱脂乳，PBS 溶液，pH 7.4）

脱脂乳 50 g，加 0.02 mol/L pH 7.4 磷酸盐缓冲液（PBS）至 1000 ml，溶解。

4. 样本稀释液（0.02 mol/L pH 7.4 PBS，0.1% 白明胶）

0.2 mol/L Na_2HPO_4 81 ml，0.2 mol/L NaH_2PO_4 19 ml，NaCl 8.2 g，白明胶 1 g，加去离子水至 1000 ml。

5. 洗涤液

NaCl 8.0 g，KH_2PO_4 0.2 g，$Na_2HPO_4 \cdot 12H_2O$ 2.9 g，Tween-20 0.5 ml，加去离子水至 1000 ml，溶解。

6. 终止液

21.7 ml H_2SO_4 加去离子水至 200 ml。

7. 底物稀释液（磷酸盐柠檬酸缓冲液，pH 5.0）

$Na_2HPO_4 \cdot 12H_2O$ 1.85 g，柠檬酸 0.51 g，加去离子水至 50 ml。

8. OPD 底物液邻苯二胺（OPD）

邻苯二胺 20 mg，30% H_2O_2 100 μl，溶解于 50 ml 底物稀释液中。临用新鲜配制，配制后注意避光。

9. 巴比妥缓冲液（pH 8.6）

巴比妥 5.52 g，巴比妥钠 30.9 g，加去离子水至 2000 ml，溶解，室温保存。

10. 30% 丙烯酰胺

丙烯酰胺 29 g，N，$N-$ 亚甲双丙烯酰胺 1 g，溶于 60 ml 去离子水中，加热至 37℃溶解，加去离子水至 100 ml。0.45 μm 滤膜过滤除杂质，置深色瓶中室温保存。

11. 10% 过硫酸铵溶液

过硫酸铵 1 g，去离子水溶解至终体积 10 ml，4℃避光保存。

12. 10% 十二烷基硫酸钠（SDS）溶液

在 900 ml 去离子水中溶解 100 g 电泳级 SDS，加热至 68℃助溶，用 HCl 调节溶液 pH 至 7.2，加水定容至 1000 ml，分装备用。

13.考马斯亮蓝 R250 染色液

称取 1 g 考马斯亮蓝 R250，置 1000 ml 烧杯中，量取 250 ml 异丙醇加入上述烧杯中，搅拌溶解后，再加入 100 ml 冰乙酸，搅拌混匀，加入 650 ml 去离子水，搅拌混匀，用滤纸过滤去除未溶解的颗粒物质后，室温保存。

14.考马斯亮蓝脱色液

乙酸 100 ml，乙醇 50 ml，去离子水 850 ml，充分混匀，室温保存。

15.电转移缓冲液

Tris 3 g，甘氨酸 14.4 g，SDS 0.185 g，甲醇 200 ml，加去离子水至 1000 ml，混匀。

16.人外周血单核细胞（PBMC）分层液（1.077±0.001 聚蔗糖 - 泛影葡胺溶液）

9% 聚蔗糖液 24 份，33.9% 泛影葡胺液 10 份混合即可，G5 玻璃滤器过滤除菌或 114.3℃ 高压灭菌 15 min，4℃保存，一般可保存 3 个月。

17.瑞氏染色液

瑞氏染色粉 0.3 g，甘油 3 ml，甲醇 97 ml。将瑞氏染色粉置于干燥研钵内磨细，加入甘油继续研磨，不断滴加甲醇继续研磨，直至染料全部溶解后加甲醇至 100 ml，混匀后置棕色瓶内室温保存，临用前滤纸过滤去除未溶解颗粒。

18.弗氏佐剂

称取羊脂 10 g，取液状石蜡 40 ml（一般为 1：4，夏天可减少液状石蜡比例），高压灭菌后用无菌研钵研磨均匀，置 4℃冰箱过夜，次日仍均匀黏稠无分层，即成为弗氏不完全佐剂。将弗氏不完全佐剂放入无菌研钵，按一个方向边研磨边加入卡介苗（使其终浓度为 1 ~ 20 mg/ml），研磨完毕置 4℃冰箱过夜，如不分层即可使用，此为弗氏完全佐剂（现有市售商品）。

第二节 医学寄生虫学实验相关试剂的配制

一、常用寄生虫标本固定液的配制

寄生虫标本制作中配制固定液的常用药品有：甲醛、乙醇、甲醇、苦味酸、氯化汞和冰乙酸等。固定液有单纯固定液和复合固定液两种。单纯固定液配制简便，但不能兼备各种药品的优点，因此应用较少。复合固定液由两种以上的药品配制而成。配制目的有两点：一是可以利用各种药品的优点，以利互补不足；二是可以平衡各种药品的作用，相互抵消各自的缺点。例如乙酸可使细胞膨胀，而乙醇与苦味酸可使细胞收缩，两者若混合使用，就可抵消收缩和膨胀作用。

（一）单纯固定液

1.甲醛

在常温下是一种具有强烈刺激性气味的无色气体，35% ~ 40% 甲醛水溶液称为福尔马林（formalin）。通常的福尔马林呈酸性，加入适量碳酸镁或碳酸钙中和以后就呈中性。甲醛具有强大的杀菌力，能保存标本使其不至于腐烂；渗透力较强，可硬化标本。缺点是用福尔马林液浸泡过久的标本，其染色力往往减退。因此，标本染色时，固定后必须再用流水冲洗，然后置于 70% 乙醇中保存。福尔马林液固定和保存标本时，常用浓度为 5% ~ 10%。配制时按本液浓度（40% 甲醛）为 100% 计算。如配制 10% 福尔马林，以 10 ml 福尔马林加 90 ml 水即可；5 ml 福尔马林加 95 ml 水即得 5% 福尔马林，其余类推。配制时用自来水或生理盐水均可。标本用福尔马林液固定时间一般不少于 24 h。

2. 乙醇

为无色液体，具有固定、保存和硬化标本的性能，渗透力强。主要缺点是其吸收水分，使标本收缩。由于乙醇可使虫体或组织收缩、表面发硬，因而较难渗入组织深部，不宜固定大块组织。除了固定和保存虫体以外，乙醇还在制片过程中用来脱水。市售的乙醇溶液多为95% 浓度，用于固定和保存虫体的各种不同浓度的乙醇溶液，均以 95% 乙醇溶液配制。固定虫体一般用 70%～100% 乙醇溶液，固定时间为 24 h，固定完毕保存于 70% 乙醇内。在乙醇中加入 5% 量的甘油，则对标本更有利。固定微丝蚴厚涂片则需用纯乙醇，固定时间为10～30 min（固定厚涂片标本需溶去血红蛋白）。

3. 甲醇

又名木醇，是一种无色的液体，易燃，有毒。其固定性能与乙醇相同，主要用以固定血液涂片，固定时间为 1～3 min。固定完毕，不必冲洗即可染色。

4. 氯化汞

又称升汞，为白色粉末状或结晶。有剧毒和腐蚀性，使用时应特别注意，勿与金属器械接触，以免与金属发生化学反应而影响标本。氯化汞对蛋白质具有很强的沉淀性能，杀死快，渗透力强，能充分固定细胞核和细胞质，对虫体收缩较大，故常与冰乙酸混合使用。常用的为 5%浓度或其饱和水溶液。标本经过氯化汞溶液固定以后，内部产生一种沉淀，必须用碘酒（70%乙醇加碘液至黄色为度）浸泡，使其变成碘化汞即可溶解于乙醇中，以便除去其沉淀。饱和氯化汞水溶液固定时间一般为 0.5～6 h。固定完毕，保存于 70% 乙醇中。

5. 苦味酸

苦味酸是一种黄色结晶，无臭，味苦，受热易爆炸。为安全起见，最好预先配制成饱和水溶液备用。其溶解度因水温而不同，在冷水中的溶解度为 0.9%～1.2%。苦味酸能沉淀蛋白质，并与其结合形成苦味酸盐，对标本有收缩的缺点，但不至于过度硬化，标本固定后须用 70%乙醇冲洗。冲洗时，乙醇内若加少许碳酸锂则苦味酸黄色更易洗除。

6. 冰乙酸

冰乙酸为具有强烈酸味的无色液体，其浓度达 99.5% 以上，当气温在 16.7℃ 时，即为无色结晶。在冬季使用时则须加温溶解。它的渗透力强，能沉淀核蛋白，对染色质的固定效果好，但对组织有膨胀作用，一般不单独使用，而常与容易引起标本收缩的固定液混合使用。

7. 氯仿

又名哥罗仿，是一种无色液体，与日光、空气接触后就逐渐分解，生成极毒的光气，因此应装入有色的玻璃瓶中。氯仿挥发性大，具有麻醉作用。双翅目昆虫多以此药杀死固定。

（二）复合固定液

1. 鲍氏（Bouin）固定液

饱和苦味酸水溶液	75 份
福尔马林	25 份
冰乙酸	5 份

固定时间 3~12 h 或过夜。固定完毕，用 50% 或 70% 乙醇冲洗，直至黄色脱除为止。若加少许碳酸锂，可提高冲洗效能而缩短时间。本固定液最好临用时配制，不宜久藏。但苦味酸水溶液则可预先配好备用。本固定液适用于一般小型蠕虫的固定。

2. 劳氏（Looss）固定液

饱和氯化汞水溶液	100 ml
乙酸	2 ml

适用于固定小型吸虫，固定时间为 4~24 h，固定完毕，置于加碘液的 70% 乙醇中，去除沉淀，然后保存于 70% 乙醇中。

3. 布氏（Bless）固定液

70% 乙醇	90 ml
福尔马林	7 ml
冰乙酸	3 ml

此液渗透力强，为昆虫幼虫的良好固定剂，也可用于固定小型吸虫和绦虫，效果较好。

4. 传统绍丁固定液

（1）试剂

$HgCl_2$	80~90 g
95% 乙醇	300 ml
冰乙酸	5 ml

（2）配制方法

1）预配制

饱和 $HgCl_2$ 溶液：① 在 1000 ml 蒸馏水中加热溶解 80~90 g $HgCl_2$。② 冷却溶液（有过量的 $HgCl_2$ 结晶）。③ 过滤后装入有玻璃塞的瓶中，备用。

2）配制

① 用 300 ml 95% 乙醇和 15 ml 甘油混合 600 ml 的饱和 $HgCl_2$ 备用。② 临用前，每 100 ml 储存溶液中加 5 ml 冰乙酸。

5. 硫柳汞碘福尔马林（MIF）固定液

（1）试剂

甲醛（市售浓度 37% 的 HCHO 溶液，稀释按 100%）	5 ml
消毒液（硫柳汞的酊液）	40 ml
甘油	1 ml
KI 晶体	10 g
I_2 晶体	5 g

（2）配制

1）预配制

A 溶液：① 混合 5 ml 甲醛，50 ml 蒸馏水，40 ml 硫柳汞和 1 ml 甘油。② 用棕色瓶储存。

B 溶液：① 在 100 ml 蒸馏水中加入 10 g KI 和 5 g I_2。② 用有紧塞的棕色瓶储存。该溶液可保存数周。

2）配制

临用前混合 18.6 ml 溶液 A 和 1.4 ml 溶液 B（如果混合过早，会有沉淀物形成）。

（3）注意事项　MIF 为组合的保存液或可使粪便样品着色，在野外调查时特别有用。固定后即刻或几周甚至几个月后临时做的涂片可诊断肠道原虫和蠕虫卵和幼虫。但 MIF 也有严重不足。除经验丰富的实验人员外，在涂片检查中对特殊原虫的鉴别常有困难。MIF 固定的标本在做永久染色涂片时需要用胶（清蛋白 – 甘油混合物）封片，并且在从 MIF 中移出时要小心，以免带出太多的液体。另外，固定液中的碘不稳定，对样品进行浓集常不安全。

6. 5% 缓冲甲醛盐溶液

（1）试剂

甲醛（市售浓度 37% 的 HCHO 溶液，稀释按 100%）	400 ml
0.85% NaCl 溶液	7600 ml
磷酸氢二钠（Na_2HPO_4）	6.10 g
磷酸二氢钠（NaH_2PO_4）	0.15 g

（2）配制方法

① 在 400 ml 甲醛中溶解 6.10 g 磷酸氢二钠和 0.15 g 磷酸二氢钠。② 加入 7600 ml 0.85% NaCl 溶液。③ 储存备用。

7. 10% 缓冲甲醛溶液

（1）试剂

甲醛（市售浓度 37% 的 HCHO 溶液，稀释按 100%）	800 ml
磷酸氢二钠（Na_2HPO_4）	6.10 g
磷酸二氢钠（NaH_2PO_4）	0.15 g

（2）配制方法

① 在 800 ml 甲醛中溶解 6.10 g 磷酸氢二钠和 0.15 g 磷酸二氢钠。② 加入 7200 ml 蒸馏水。③ 储存备用。

8. 70% 乙醇和 5% 丙三醇固定液

（1）试剂

丙三醇	5 ml
95% 乙醇	70 ml

（2）配制方法

① 在 70 ml 95% 乙醇中加入 5 ml 丙三醇和 25 ml 蒸馏水，并摇匀。② 将溶液储存在有紧塞的瓶中备用。

9. 乙醇、甲醛和乙酸固定液

（1）试剂

甲醛（市售浓度 37% 的 HCHO 溶液，稀释按 100%）	10 ml
95% 乙醇	50 ml
冰乙酸	5 ml

（2）配制方法

① 混合 10 ml 甲醛，50 ml 95% 乙醇，5 ml 冰乙酸和 45 ml 蒸馏水。② 储存备用。

二、常用医学寄生虫标本染色液配制

染色的作用：未经染色的标本，由于折射率不同，虽然可以看到一部分比较大的器官，但不能看清其细微的结构。为了使虫体各部形态结构清晰显出，可用染料将标本染色，使虫体染成深浅不同的颜色，以便观察虫体的形态和内部结构，达到鉴别虫体的目的。

染液以染料和某些化学药品配制而成，染料必须溶解于溶剂内成为溶液才能染色，这种溶液称为染液或染色剂。常用的溶剂为蒸馏水与乙醇。

1. 姬氏（Giemsa）染液

（1）试剂

姬氏染剂粉	0.5 g
甘油（中性）	25.0 ml
甲醇（纯，不含丙酮）	25.0 ml

（2）配制方法

将姬氏染剂粉置于洁净干燥的研钵内，先加少许甘油，细细研磨。然后边加边研磨，至甘油加完为止，倒入棕色玻塞瓶中。在研钵内加入少量甲醇，洗去甘油溶液，倒入上述棕色玻塞瓶中，直至用甲醇洗净钵内甘油为止。塞紧瓶塞，充分摇匀，置 60℃ 温箱内 24 h 或室温 1 周后即可应用。此液放置越久，其染色效果越佳，临用时稀释。

（3）改良姬氏染液

用生理盐水（0.85%）（缓冲成 pH 7.4），代替蒸馏水冲淡姬氏原液。

2. 瑞氏染液

（1）试剂

瑞氏染剂粉	0.2 g
甲醇	100.0 ml
甘油	3.0 ml

（2）配制方法

将瑞氏染剂粉置于研钵内，加入甘油充分研磨，然后加入甲醇洗出研钵中的甘油溶液，倒入棕色玻璃瓶中，放置 1 周后过滤，即可应用。此染液保存时间越久，则染色效果越佳。

3. 苏木精染液

（1）试剂

苏木精结晶	0.5 g
无水乙醇	5.0 ml
蒸馏水	100.0 ml

（2）配制方法

先将苏木精结晶溶解于无水乙醇中，再加蒸馏水稀释至 0.5% 水溶液。此液须成熟后才能应用。成熟方法有 3 种：①将此液装入瓶内严密封盖，置于近窗口处在日光下曝晒 3 个月。②置于 37℃ 温箱中 3 周。③于此液内加入少许过氧化氢与同量滴数的苯酚（每 150 ml 此液各加 8 滴）煮沸 1 h，则 2～3 天后即可应用。

4. 哈氏（Harris）苏木精染液

（1）试剂

苏木精	1 g
无水乙醇	10 ml
钾明矾	20 g
蒸馏水	200 ml
氧化汞	0.5 g

（2）配制方法

先将苏木精溶解于无水乙醇中，另将钾明矾在蒸馏水中加温溶解。待钾明矾全部溶解，再将苏木精乙醇溶液加在一起，混合后煮沸 3～5 min，再加氧化汞。此时液体变为深紫色，即将烧瓶放于流动冷水中，使液体立即冷却，然后过滤。使用时再加入冰乙酸 4 ml，可增强其染色力。本染液可长久保存。

5. 海氏（Hanis）苏木精染液

（1）试剂

A 液		B 液	
苏木精	1 g	明矾	20 g
无水乙醇	10 ml	蒸馏水	200 ml

（2）配制方法

A、B 两液混合煮沸后，加氧化汞 0.5 g，加热至染液变深紫色，立即将烧瓶放入冷水冷却，1 天后过滤，最后加冰乙酸 4 ml。

6. 酸性苏木精染液

（1）试剂

苏木精	2.0 g
95% 乙醇	100.0 ml
蒸馏水	100.0 ml
甘油	100.0 ml
钾明矾	2.0 g
乙酸	12.0 ml

（2）配制方法

将苏木精与乙醇提前一天配制成。将钾明矾溶解于蒸馏水中，慢慢滴入甘油与乙酸，两液混合后置于有光处曝晒，3 个月后即可应用。

7. 铁苏木精染液（用于粪便内原虫的标本制作）

配制方法：

（1）邵氏（Schaudinn）固定液

氯化汞（氧化汞）饱和水溶液（每 100 ml 蒸馏水约需氯化汞 8 g）	2 份
95% 乙醇	1 份

以上混合液每 100 ml 加冰乙酸 5～10 ml。

（2）2% 铁明矾液：2% 硫酸铁铵水溶液。

（3）苏木精染液

1 g 苏木精溶解在 10 ml 无水乙醇内，临用时加蒸馏水稀释成 0.5%～1%。

（4）碘酒

70% 乙醇	100 ml
碘片	0.5 g

8. 苏木精胭脂红染液

（1）试剂

胭脂红	1 g
蒸馏水	15 ml

盐酸	0.5 ml
冰乙酸	8 ml
95% 乙醇明矾饱和液	72 ml
10% 苏木精无水乙醇溶液	5 ml

（2）配制方法

先将蒸馏水放在小烧瓶中煮沸，依次加入胭脂红、盐酸，振荡混合，置水浴锅中加温至胭脂红完全溶解为止。冷却后，再依次加入冰乙酸、明矾乙醇饱和液、苏木精无水乙醇溶液，摇匀过滤即可。

9. 卢戈（Lugol）碘染液

（1）试剂

碘化钾	10 g
碘晶体（I_2）粉剂	5 g
蒸馏水	100.0 ml

（2）配制方法

① 在 100 ml 蒸馏水中溶解 10 g 碘化钾。② 加入 5 g 碘晶体直到溶液饱和（可能会有碘晶体溶解不完）。③ 过滤后的液体装入有玻璃塞的瓶子。当红棕色消退时，要重新配制，一般保存 3~4 周。④ 使用时，按 1 份卢戈碘染液加 5 份蒸馏水的比例稀释。

10. 碘伊红染液

（1）碘液

| 生理盐水 | 100 ml |
| 碘化钾 | 5 g |

混合后加碘至饱和。

（2）伊红液：伊红饱和溶于生理盐水中。

临用前将两液等量混合。

11. 亚甲蓝快速染色法染液

（1）试剂

伊红	0.4 g
甲醇或 4%H_2CO_3	100 ml
亚甲蓝	2 g
$KMnO_4$	1.2 g

（2）配制方法

蒸馏水 100 ml 煮沸后加入 2 g 亚甲蓝，加入后再煮沸 10 min，然后再加入 0.5 g 硼砂，置于水浴锅内，煮 30 min 冷后即成硼砂亚甲蓝原液。用前取原液 25 ml，加入 100 ml 蒸馏水中即成第一液（或稀释成其他比例）；第二液为 0.1% 伊红水溶液。

12. 亚甲蓝快速染色法染液

（1）试剂

伊红	0.4 g
甲醇或 4%H_2CO_3	100 ml
亚甲蓝	2 g
$KMnO_4$	1.2 g

（2）配制方法

第一液：伊红 0.4 g，溶于甲醇或 4%H$_2$CO$_3$ 100 ml，即为第一液。

第二液：① 亚甲蓝 2 g 溶于 150ml 蒸馏水中煮沸。② KMnO$_4$ 1.2 g 溶于 50 ml 蒸馏水中煮沸。将① +② 煮沸，20 min 后过滤，即成第二液。

13. Kinyoun 抗酸染液

（1）试剂

碱性品红	4 g
95% 乙醇	20 ml
苯酚晶体	8 ml
浓硫酸	1 ml

（2）配制方法

1）Kinyoun 苯酚品红染液：① 将 4 g 品红溶于 20 ml 95% 乙醇中。② 56℃水浴溶化苯酚晶体；将 8 ml 溶化的苯酚和品红乙醇溶液及 100 ml 蒸馏水加在一起，并放置 1～2 天。③ 过滤溶液并储存备用。

2）1% 硫酸（脱色剂）：① 小心并缓慢地将 1 ml 硫酸加到 99 ml 蒸馏水中。② 储存备用。

14. 中性红染液

中性红为红色粉末状，微带碱性，是一种细胞核的活体染料，渗透力强，无毒。通常配成 0.01%～1% 水溶液，用于原虫与蠕虫幼虫期等标本的染色。本染液在碱性溶液中呈黄色，弱酸性溶液中呈红色，强酸性溶液中呈蓝色。

15. 甲酚紫染液

又名焦油紫，0.1% 甲酚紫水溶液适用于活体染色标本。染色时，将活标本置于载玻片上，加本剂 1～2 滴，待虫体呈红色后，再加盖玻片，置显微镜下观察。

16. 碱性复红染液

为碱性染料，红色粉末状，对细胞核着色力强。在昆虫标本制作中通常配成苯酚复红染液作几丁质染色之用。

17. 湖蓝快速染色法染液

（1）试剂

1）甲液

碱性湖蓝	2.0 g
蒸馏水	150 ml

2）乙液

KMnO$_4$	1.2 g
蒸馏水	50 ml

（2）配制方法

1）将甲液装入 500 ml 烧瓶内，乙液装入 100 ml 烧瓶内，煮沸溶解后，即将乙液倒入甲液中再煮沸 25 min（使其氧化，使湖蓝中无色体变为有色体），及时用棉花过滤，即制成蓝色染液，放置数日后再用（第二天即可应用，但染色的时间必须稍长）。该染液放置时间越久，染色效果越佳。

2）伊红	1.0 g
甲醛	1.0 ml

95% 乙醇 100 ml

过滤，保存于具塞试剂瓶中，以防挥发。

3）挥发液（缓冲液）

磷酸二氢钾（KH_2PO_4） 6.63 g

磷酸氢二钠（$Na_2HPO_4 \cdot 2H_2O$） 3.2 g

（或用无水磷酸氢二钠 Na_2HPO_4 2.5 g）

蒸馏水 1000 ml

18.快速永久固定染色法染液

（1）试剂

丙酮 50 ml

冰乙酸 50 ml

甲醛液 10 ml

邵氏液 890 ml

（2）配制方法

上述各试剂混合后，加入 1.25 g 酸性复红与 0.5 g 耐性绿即孔雀绿混合后，将此液保存于严密封闭的棕色瓶内备用。

19.微丝蚴改良染色法染液

（1）试剂

亚甲蓝 2.0 g

硼砂 3.0 g

蒸馏水 100 ml

（2）配制方法　将各试剂混合，加热溶解后即为原液。

第三节　医学微生物学实验相关试剂的配制

一、常用消毒液的配制

1.75% 乙醇溶液

配制方法：95% 乙醇 75 ml，加蒸馏水至 95 ml；或无水乙醇 70 ml，加蒸馏水至 100 ml。配制后必须密闭保存以免乙醇挥发。

用途：用于皮肤、工具、设备、容器、房间表面的消毒，与碘附、氯己定（洗必泰）等消毒液有增效和协同作用。由于不能杀死芽孢，一般进入体内的器械等物品不宜用乙醇浸泡消毒。

2.碘酊（碘酒）与碘附

（1）碘酊

配制方法：先将碘化钾 15 g 溶于 20 ml 蒸馏水中，然后加入碘 20 g、95% 乙醇 500 ml，加蒸馏水至 1000 ml，混匀，存放于密闭的棕色玻璃瓶中。

（2）碘酊

配制方法：将 1 g 聚乙烯吡咯烷酮碘（PVPI）溶于蒸馏水中，混匀，并加蒸馏水至 100 ml。

用途：是一种广谱杀菌剂，可杀死细菌、芽孢、真菌、病毒等，且杀菌速度快，常用于皮肤消毒及表面化脓性感染的治疗。皮肤经碘酒涂抹后，需用 75% 乙醇脱碘；而碘酊消毒后可不脱碘。碘酊也可用于手术器械的浸泡或擦拭消毒，以及物体表面的喷雾或擦拭消毒。

3. 0.5% 过氧乙酸

配制方法：过氧乙酸 5 ml，加蒸馏水至 1000 ml。

用途：用于地面的喷雾消毒和物品的浸泡消毒，其消毒能力强，可杀死芽孢。

4. 0.1%（0.3%）苯扎溴铵（新洁尔灭）消毒液

配制方法：苯扎溴铵 1 ml（5 ml），加蒸馏水至 1000 ml。

用途：用于皮肤、工具、设备、容器、房间，具有清洁、消毒的作用。苯扎溴铵溶液与肥皂等阴离子表面活性剂有配伍禁忌，易失去杀菌效力，所以用肥皂洗手后必须冲洗干净，再用苯扎溴铵消毒。

5. 3%（5%）甲酚皂（来苏儿）消毒液

配制方法：取 3（5）ml 甲酚皂原液，加蒸馏水 97（95）ml，搅拌均匀。

用途：消毒皮肤、工作台面及用具等，也可用稍高浓度清洁地面。

6. 甲醛（福尔马林、福美林）

使用方法：以浓度为 37%～40% 甲醛原液与高锰酸钾放在同一容器中混合熏蒸，用量为每立方米空间 10 ml 加高锰酸钾 5 g 左右；或直接倒入蒸发皿中加热蒸发。

用途：甲醛通过产生气体对细菌、芽孢、真菌等多种微生物起杀灭作用，常用于周围环境或密闭房舍的消毒。

7. 2% 碱性戊二醛

配制方法：在 2%（V/V）戊二醛水溶液中加入 0.3%（W/V）碳酸氢钠，调 pH 至 7.5～8.5，另加入 0.5% 亚硝酸钠可防腐和增效。

用途：对金属器械、橡皮、塑料管、塑料塞等浸泡灭菌（浸泡时间应在 30 min 以上）。

8. 0.2% 氯己定（洗必泰）

配制方法：取 0.2 g 氯己定（洗必泰），溶于蒸馏水中，混匀，并加蒸馏水至 1000 ml。

用途：用于外科医生的手消毒（浸泡 3 min）或动物创面的洗涤消毒。

二、常用细菌染色液的配制

1. 革兰染色液（快速法）

（1）碱性结晶紫溶液　将结晶紫 2.5 g 在研钵中先用少量蒸馏水研磨，使之溶解，待溶解后，再加入蒸馏水，并将研钵中剩余的染液尽量洗入所加蒸馏水中，补足总量为 1000 ml。

（2）碳酸氢钠溶液　将碳酸氢钠 12.5 g 加入 1000 ml 蒸馏水中，混匀。

（3）碱性碘液　先将碘 2 g 在 10 ml 1 mol/L 氢氧化钠溶液中研磨，使完全溶解后，加入蒸馏水 90 ml。

（4）丙酮乙醇　将丙酮 25 ml 加入 75 ml 95% 乙醇中，混匀。

（5）稀释苯酚复红染溶液　取碱性复红 10 g 溶于 95% 乙醇 100 ml 中，配成碱性复红乙醇饱和液。取此饱和液 10 ml 与 5% 苯酚水溶液 90 ml，混匀，配成苯酚复红原液。取此原液

10ml 加入蒸馏水 90 ml 中，混匀，即为稀释苯酚复红染液。

2. Albert 染色液

（1）甲液　配方：甲苯胺蓝 0.15 g，孔雀绿 0.2 g，冰乙酸 1 ml，95% 乙醇 2 ml，蒸馏水 100 ml。先将甲苯胺蓝和孔雀绿放在研钵内加 95% 乙醇研磨，使其溶解，然后边研磨边加入水与冰乙酸的混合液，充分混匀。装入瓶内储存，室温下静置 24 h 后用滤纸过滤，备用。

（2）乙液　配方：碘 2 g，碘化钾 3 g，蒸馏水 300 ml。先将碘化钾加少许蒸馏水（约 2 ml），充分振摇，待完全溶解，再加入碘，使完全溶解后，加蒸馏水至 300 ml。

3. 抗酸染色液

（1）苯酚复红染液　见革兰染色液。

（2）3% 盐酸乙醇　取浓盐酸 3 ml 加入 95% 乙醇 97 ml 中，混匀。

（3）碱性亚甲蓝染液　取亚甲蓝 2 g，溶于 95% 乙醇 100 ml 中配成亚甲蓝乙醇饱和溶液。取此饱和溶液 30 ml 与 10% 氢氧化钾 0.1 ml，加入蒸馏水 100 ml，混匀。

4. 特殊染色液

（1）鞭毛染色液　① 甲液：20% 鞣酸 10 ml，蒸馏水 10 ml，95% 乙醇 15 ml，碱性复红乙醇饱和溶液 3 ml，依次混合，边加边搅动摇匀，滤纸过滤后备用。② 乙液：亚甲蓝 0.1 g、硼砂 1.0 g、蒸馏水 160 ml，将三者混合，溶解后备用。

（2）Fontanan 镀银染色液　① 固定液：冰乙酸 1 ml，40% 甲醛 20 ml，蒸馏水 100 ml。② 媒染液：鞣酸 5 g，蒸馏水 100 ml。③ 染液：硝酸银 1 g，蒸馏水 50 ml，10% 碳酸氢钠少量。

主要参考文献

1. 刘辉. 临床免疫学和免疫检验实验指导. 北京: 人民卫生出版社, 2002.

2. 洪秀华. 临床微生物学和微生物检验实验指导. 北京: 人民卫生出版社, 2002.

3. 章晓联. 免疫学双语实验技术指导. 北京: 科学出版社, 2004.

4. 杨致帮, 叶彬. 病原生物学实验. 北京: 科学出版社, 2012.

5. 朱道银, 吴玉章. 免疫学实验. 北京: 科学出版社, 2012.

6. 王月丹. 医学免疫学与病原生物学实验教程. 北京: 北京大学医学出版社, 2008.

7. 司传平. 医学免疫学实验. 北京: 人民卫生出版社, 2005.

8. 周小鸥, 余辉, 李曼君. 病原生物学与免疫学实验教程. 北京: 科学出版社, 2012.